全 国 职 业 培 训 推 荐 教 材
人力资源和社会保障部教材办公室评审通过
适 合 于 职 业 技 能 短 期 培 训 使 用

保健拔罐基本技能

（第二版）

U0351211

中国劳动社会保障出版社

图书在版编目(CIP)数据

保健拔罐基本技能/王国顺主编. —2 版. —北京：中国劳动
社会保障出版社，2013

职业技能短期培训教材

ISBN 978-7-5167-0821-7

Ⅰ.①保…　Ⅱ.①王…　Ⅲ.①拔罐疗法-技术培训-教材
Ⅳ.①R244.3

中国版本图书馆 CIP 数据核字(2013)第 282946 号

中国劳动社会保障出版社出版发行

（北京市惠新东街 1 号　邮政编码：100029）

＊

中国标准出版社秦皇岛印刷厂印刷装订　　新华书店经销

850 毫米×1168 毫米　32 开本　2.875 印张　70 千字

2013 年 12 月第 2 版　　2023 年 6 月第 6 次印刷

定价：8.00 元

营销中心电话：400-606-6496

出版社网址：http://www.class.com.cn

版权专有　　侵权必究

如有印装差错，请与本社联系调换：(010) 81211666

我社将与版权执法机关配合，大力打击盗印、销售和使用盗版
图书活动，敬请广大读者协助举报，经查实将给予举报者奖励。

举报电话：(010) 64954652

前言

    职业技能培训是提高劳动者知识与技能水平、增强劳动者就业能力的有效措施。职业技能短期培训，能够在短期内使受培训者掌握一门技能，达到上岗要求，顺利实现就业。

    为了适应开展职业技能短期培训的需要，促进短期培训向规范化发展，提高培训质量，中国劳动社会保障出版社组织编写了职业技能短期培训系列教材，涉及二产和三产百余种职业（工种）。在组织编写教材的过程中，以相应职业（工种）的国家职业标准和岗位要求为依据，并力求使教材具有以下特点：

    短。教材适合 15～30 天的短期培训，在较短的时间内，让受培训者掌握一种技能，从而实现就业。

    薄。教材厚度薄，字数一般在 10 万字左右。教材中只讲述必要的知识和技能，不详细介绍有关的理论，避免多而全，强调有用和实用，从而将最有效的技能传授给受培训者。

    易。内容通俗，图文并茂，容易学习和掌握。教材以技能操作和技能培养为主线，用图文相结合的方式，通过实例，一步步地介绍各项操作技能，便于学习、理解和对照操作。

    这套教材适合于各级各类职业学校、职业培训机构在开展职业技能短期培训时使用。欢迎职业学校、培训机构和读者对教材中存在的不足之处提出宝贵意见和建议。

人力资源和社会保障部教材办公室

简介

　　本书内容涉及保健拔罐服务人员的岗位职责，保健拔罐的禁忌症、注意事项，以及常用腧穴的位置、主治和定位方法，保健拔罐的操作方法，内科常见病、妇科常见病、骨科常见病和五官科常见病的调理方法等，最后结合当前的市场需求，还简要介绍了一些综合调理方法，主要是运用砭石调理常见病症的方法，与拔罐相配合，保健效果显著。

　　本书在第一版《保健拔罐基本技能》的基础上修订，针对职业技能短期培训学员的特点，知识讲解更简明，操作技能更突出，便于学员理解和掌握。

　　本书由王国顺主编，王玉伍、胡金仙、王喆参与编写。

目录

第一单元　岗位认知

一、拔罐疗法的历史

拔罐疗法古称"角法"，又称"火罐气"。

拔罐疗法早在 2000 多年以前就有记载，《黄帝内经》《外台秘要》等书都对拔罐疗法有所论述。

在原始社会，人们在与野兽搏斗或劳动过程中，必定有些外伤，身体产生肿或疼，古人把动物角削个洞，吸取身体上的脓肿，这些手法得到了积累，逐步形成了拔罐疗法。

拔罐疗法是中国传统医学的一部分。随着人民生活水平的不断提高，人们对养生保健的需求也在逐渐增长。

在一些宾馆、社区医疗站、美容保健机构等，保健拔罐已悄悄进入百姓生活中。而且随着保健技术要求越来越高，保健拔罐不再为单纯项目，保健拔罐与按摩相结合，保健拔罐与砭石相结合，操作方便，易于推广，易学易懂，普及性强，很受百姓的欢迎。

二、保健拔罐的作用

1. 疏通经络

经络是运行全身的气血、联络脏腑、沟通内外的通路，有经脉和络脉。保健拔罐作用于人体体表，使人体局部毛细血管扩张充血，有活血化瘀、舒通经络之效。这种功效传导至内脏器官，对内脏活动产生一定的影响，使内脏器官的功能得以调节。

2. 调整阴阳

人体是一个对立统一的整体，当病邪侵入到人体时，阴阳平衡失调。阴阳平衡失调可表现出气血失和、营卫不和、表里出入等。保健拔罐可刺激体表，反射到人体神经中枢，调整人体兴奋或抑制，促使人体阴阳达到平衡。

3. 增强免疫力

十二皮部与经络、脏腑有着紧密联系，保健拔罐刺激了皮肤，使局部血流丰富，加速体内代谢物排除，有助于人体战胜邪气。人体正气存内，邪气不易入。通过疏通经络、调和气血、调整脏腑，可增强人体免疫能力。

三、保健拔罐从业人员的岗位职责

1. 要认真学习业务技能。保健拔罐直接接触人体，如果手法不准确，可能危害人体健康。因此，保健拔罐员在操作手法上要尽可能追求技艺高超。

2. 要有良好的服务态度，要懂得尊重他人，对待所有的顾客都要有礼貌，举止谈吐要有分寸。

3. 要注意个人仪容仪表，保持良好的形象。

4. 保持保健拔罐室及个人卫生，勤洗手、勤剪指甲。拔罐操作中，保健拔罐员手上不戴任何装饰品。

5. 要遵守国家的法律、法规。

四、保健拔罐服务程序

1. 保健拔罐前的准备工作

（1）做好个人卫生，胸前佩戴胸卡，以文明语言迎宾。

（2）根据顾客的需求，准备各类拔罐用具。

（3）用消毒毛巾擦净各类备用罐。

（4）在罐口涂上少许凡士林。冬天时，注意室内温度，并把各类备用罐烘热。

2. 保健拔罐中的服务工作

（1）保健拔罐员要指导受术者采取正确体位，以保证顾客舒适度，时间长了也不感到太劳累。老年人要尽量采取卧位。

（2）施术时，受术部位一定要用酒精进行消毒。

（3）在对顾客进行保健拔罐时，以文明语言询问顾客的要求。

3. 保健拔罐后的服务工作

（1）保健拔罐后，询问顾客是否需要休息，注意顾客的保暖工作。

（2）认真听取顾客对保健拔罐的意见。

（3）以文明的语言与顾客告别，整理好保健拔罐室。

五、罐的种类

罐的种类很多，目前常用的有 4 种：玻璃罐、抽气罐、陶罐、竹罐，如图 1—1 所示。

1. 玻璃罐

用玻璃制成，形如球状，罐口小，口边外翻。目前常用的有 1～5 号 5 种规格，1 号罐最小，5 号罐最大。其优点是罐体透明，使用时可直接观察治疗部位皮肤的变化，便于掌握留罐时间，所以临床应用十分普遍；其缺点是容易破碎。

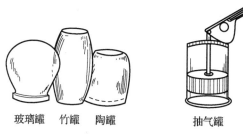

玻璃罐　竹罐　陶罐　　　　抽气罐

图 1—1　罐的种类

2. 抽气罐

抽气罐多由透明塑料制成，上面加置活塞，便于抽气。抽气罐也可选用青链霉素药瓶或类似的小药瓶制作，将瓶底切去、磨平、磨光，瓶口的橡胶塞需保留完整，以便于抽气时使用。

电动抽气胸罐是抽气罐的一种，目前应用较多，由透明塑料制成，通电后，拔罐可产生高频率振动，有助于缓解肌肉痉挛。电动抽气罐有大小之分，其胸罐最受欢迎，由于口径大，可以把整个胸部罩住，进行高频率振动，对胸部保健有很好的作用，如图1—2所示。

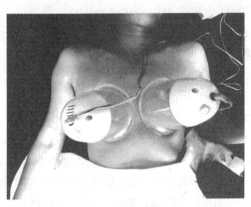

图1—2　电动抽气胸罐

3. 陶罐

用陶土烧制而成，罐的两端较小，中间略向外凸出，形状如瓷鼓，底平、口径大小不一，口径小者较短，口径大者略长。这种罐的特点是吸力大；缺点是较重，容易摔碎。

4. 竹罐

将直径3～5厘米的坚固竹子截成6～10厘米的不同长度，磨光后使用。这种罐的优点是取材容易、制作简单、轻巧价廉、适于药煮；缺点是易爆裂漏气。

5. 瓷罐

瓷罐可用于药物拔罐和足底拔罐，也可在全身用于滚法、划法（划法即按摩推法）和扣拳法（握罐向下扣拳），有利于祛除皮下瘀症与结节，如图1—3所示。

六、保健拔罐的递质

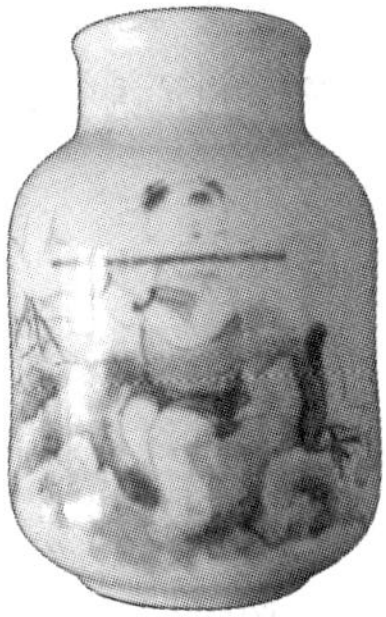

根据保健拔罐时所用的不同递质,可将保健拔罐分为四类。

1. 药酒保健拔罐

药酒保健拔罐是以药酒使罐内排气,进行保健拔罐的方法。常用的活血药有:麝香、川芎、红花、生姜等。

2. 敷药保健拔罐

敷药保健拔罐是将大黄研成细末,用

图1—3 瓷罐

油调成膏状,涂抹在腹部,进行留罐或走罐的方法。这种方法主要用于减肥。

3. 油剂保健拔罐

将川芎、红花、赤芍等药物在油脂中浸泡一段时间以后,滤出药物,制成含药的油剂备用。以此油剂为递质而进行的保健拔罐称为油剂保健拔罐。

4. 粉剂保健拔罐

将冰片、红花等药物研成粉末,通过蒸馏的办法使药物升华,在罐的内壁形成结晶,以备拔罐时使用。以此粉剂为递质而进行的保健拔罐称为粉剂保健拔罐。

七、保健拔罐的禁忌症

保健拔罐在解除疲劳、治疗病症方面有很好的效果。但保健拔罐也有一定的局限性,在一些特殊情况下,也有一定的危险性,在施术前,一定要了解和判断被施术者是否有禁忌症。保健拔罐禁忌症如下:

1. 皮肤病患者

脓肿、湿疹、疱疹、溃疡性皮肤病患者等。

2. 感染性疾病患者

肺结核、骨结核、化脓性关节炎、丹毒患者等。

3. 危重病人

严重的心脏病、恶性肿瘤、恶性贫血、血友病、白血病患者等。

4. 其他

妇女月经期、醉酒、饥饿与饭后慎用。孕妇的腹部及骶部要慎用，否则容易造成流产等不良后果。

八、保健拔罐的注意事项

1. 防止时间过长

保健拔罐的时间要适宜，疼痛严重或病症在里，保健拔罐的时间要长一些；病症在表，保健拔罐的时间要短一些。一般保健拔罐的时间以 10～15 分钟为宜，时间不要过长。太长皮肤容易起泡。

2. 水泡的处理

在保健拔罐中，如果顾客皮肤上因烫伤或留罐时间太长而起了水泡，不要着急，更不要急于挑破水泡。

小泡无须处理，仅敷以消毒纱布，防止擦破即可。水泡较大时，用消毒针将水放出，涂以龙胆紫药水，或用消毒纱布包敷，以防感染。

3. 防止烫伤

保健拔罐员进行操作时，带有酒精的棉球不要烧到罐口，也可以以湿布降低罐口的温度，以防止顾客的皮肤被烫伤。

4. 防止脱罐

让受术者摆正体位，减轻罐向下垂的力量。保证受术者卧位姿势的舒适性，减少受术者移动，以免罐体脱落。保健拔罐施术时，检查罐拔的力度，以确定是否能长时间施术。每个罐体之间的距离不宜太近，否则容易把罐挤掉。

5. 其他

（1）拔罐时要选择适当体位。

（2）罐应拔于肌肉丰满的部位。

（3）骨骼凸凹不平、毛发较多的部位和脐、胸、腹等均不宜拔罐。

（4）拔罐时要根据所拔部位的面积选择大小适宜的火罐。

（5）操作时必须迅速，才能使罐拔紧，吸附有力。

（6）用火罐时应注意勿灼伤或烫伤皮肤。

（7）皮肤有过敏、溃疡、水肿和大血管分布的部位，不宜拔罐。

（8）高热抽搐者、孕妇的腰骶部位不宜拔罐。

第二单元　保健拔罐常用腧穴

　　腧穴是人体脏腑、经络之气输注于体表的部位，是拔罐、针灸治疗疾病的特定部位。腧穴分为经穴、经外奇穴、阿是穴。经穴是分布于经络上的穴位。经外奇穴是指其有奇效，又不在十四经上的穴位。阿是穴是指人体上的痛点。

　　腧穴与脏腑、经络有密切关系。腧穴具有接受刺激、防治疾病、反映病症、协助诊断的作用。在治疗方面，既可治疗局部疾病，又可治疗该穴所在经脉通达部位的疾病。此外，一些腧穴还有双向调节作用，即对机体的不同状态，可起到良性调节作用，如内关穴既可治疗心动过速，又可治疗心动过缓。某些腧穴还具有相对的特异性，如大椎穴可退热，至阴穴可矫正胎位。

模块一　腧穴的定位方法

　　腧穴的定位法可分为骨度分寸法、体表标志法、手指比量法和简易取穴法。

一、骨度分寸法

　　骨度分寸法是以骨骼为主要标志测量周身各部位的大小、长短，并依据其尺寸按比例作为定穴的标准。常用骨度分寸见表2—1，如图2—1所示。

表 2—1　　　　　　　　　常用骨度分寸表

部位	起止点	常用骨度
头部	前发际至后发际	12 寸
胸腹部	胸骨上缘至胸剑联合	9 寸
胸腹部	胸剑联合至脐中	8 寸
胸腹部	脐中至耻骨联合上缘	5 寸
胸腹部	两乳头之间	8 寸
侧胸部	腋以下至 11 肋端	12 寸
上肢部	腋前纹头至肘横纹	9 寸
上肢部	肘横纹至腕横纹	12 寸
下肢部	耻骨联合上缘至股骨内髁上缘	18 寸
下肢部	胫骨内髁下缘至内踝尖	13 寸
下肢部	股骨大转子至腘骨下缘	19 寸
下肢部	臀横纹至 ND46A 横纹	14 寸
下肢部	髌骨下缘至外踝尖	16 寸
下肢部	外踝尖至足底	3 寸
背部	两肩胛骨脊柱缘之间	6 寸

二、体表标志法

根据体表的自然标志而定取穴位，可分为固定标志和活动标志，分述如下。

1. 固定标志

固定标志是指利用五官、爪甲、乳头、脐、毛发以及骨节凸起和凹陷、肌肉隆起等作为取穴标志。如两乳连线中点为膻中。

2. 活动标志

活动标志是指利用关节、肌肉、皮肤随活动而出现的孔

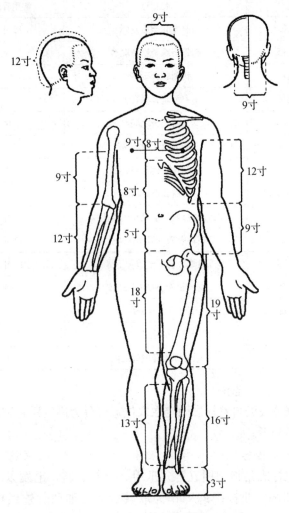

图 2—1 骨度分寸图

隙、凹陷、皱纹等作为取穴标志，如曲池穴位于屈肘时肘横纹外侧。

三、手指比量法

手指比量法也称"同身寸取穴法"，共有三种方法，如图2—2所示。

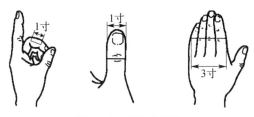

图 2—2　手指比量法

1. 中指同身寸法

以中指中节屈曲时，掌侧两横纹之间作为 1 寸，用于四肢部取穴的直寸。

2. 拇指同身寸法

以拇指指间关节的宽度作为 1 寸，用于四肢部取穴的横寸。

3. 横指同身寸法

食指、中指、无名指和小指并拢，以中指中节横纹处为准，四指之宽度为 3 寸，用于下肢、腹部取穴的直寸和背部取穴的横寸。

四、简便取穴法

简便取穴法是临床上常用的一种简便易行的取穴方法。如列缺穴，以两手虎口交叉，一手食指压在另一手桡骨茎突上方，食指指尖所点的位置即是列缺穴的位置；又如风市取穴，两臂自然下垂，中指指尖点的位置就是风市穴。

模块二　身体各部位常用腧穴

一、颜面部常用腧穴

1. 取穴体位

对颜面部穴位进行保健拔罐时，应使受术者采用仰卧位，或正坐仰靠坐位。

颜面部穴位的具体位置如图 2—3 所示，常用穴位的详细描述见表 2—2。

2. 应用要点

（1）选罐。拔罐时宜选用 1 号玻璃罐。

（2）方法。宜采用闪火法。

（3）时间。留罐时间不宜太长。

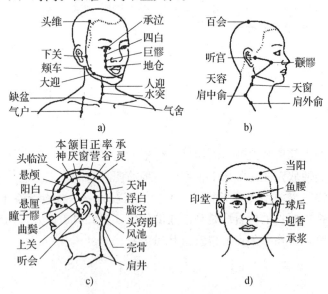

图 2—3　颜面部腧穴图

表 2—2　　　　　　　　　　颜面部穴位

腧穴	位置	主治	图号
四白	在面部，瞳孔直下，位于眶下孔凹陷处	面瘫、面痛、面肌痉挛、目疾	2—3a
巨髎	在面部，瞳孔直下，平鼻翼下缘处，位于鼻唇沟外侧	面瘫、面痛、面肌痉挛	2—3a
下关	在面部耳前方，位于颧弓与下颌切迹所形成的凹陷中	牙痛、面瘫、面痛	2—3a
颊车	在面颊部，下颌角前上方，咀嚼时咬肌隆起处	面瘫	2—3a
颧髎	在面部，位于目外眦直下，颧骨下缘凹陷处	面瘫、面痛、面肌痉挛	2—3b
百会	位于前发际正中直上 5 寸，或两耳尖连线的中点处	头痛、眩晕、脱肛	2—3b
上关	在耳前，下关直上，位于颧弓的上缘凹陷处	牙痛、面瘫、面痛	2—3c
阳白	在前额部，位于瞳孔直上，眉上 1 寸	面瘫、面痛、面肌痉挛、目疾	2—3c
承浆	在面部，位于颏唇沟的正中凹陷处	面瘫、面痛、流涎	2—3d
印堂	在额部，位于两眉头中间	面瘫、面痛、面肌痉挛、目疾	2—3d
迎香	在鼻翼外缘中点旁，位于鼻唇沟中	各种鼻疾	2—3d

二、颈肩部常用腧穴

1. 取穴体位

颈肩部腧穴取穴体位为俯卧位，或伏俯坐位。

颈肩部穴位的具体位置如图 2—4 所示，常用穴位的详细描述见表 2—3。

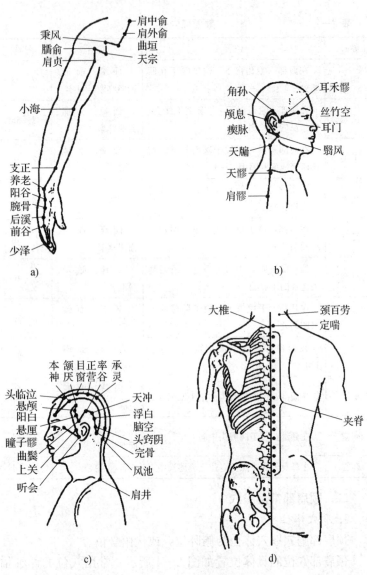

图 2—4 颈肩部腧穴图

表 2—3　　　　　　　　　颈肩部穴位

腧穴	位置	主治	图号
肩贞	在肩关节后下方，臂内收时，腋后纹头上 1 寸	肩背痛、肩周炎	2—4a
臑俞	在肩部，位于腋后纹头直上，肩胛冈下缘凹陷中	肩背痛、肩周炎	2—4a
天宗	自然垂臂，在肩部，位于冈下窝中央凹陷处，与第四胸椎相平	肩背痛	2—4a
秉风	在肩胛部，位于冈上窝中央凹陷处，天宗直上，举臂有凹陷处	肩背痛	2—4a
曲垣	在肩胛部，冈上窝内侧端，位于臑俞与第 2 胸椎棘突连线的中点处	颈痛、肩背痛	2—4a
肩外俞	在背部，位于第 1 胸椎棘突下，旁开 3 寸	颈痛、肩背痛	2—4a
肩中俞	在背部，位于第 7 颈椎棘突下，旁开 2 寸	颈痛、肩背痛	2—4a
天髎	在肩胛部，肩井与曲垣的中间，位于肩胛骨上角处	肩背痛	2—4b
翳风	在耳垂后方，位于乳突与下颌角之间的凹陷处	面瘫	2—4b
风池	在项部，位于枕骨之下，胸锁乳突肌与斜方肌上端之间的凹陷处	颈痛、眩晕、头痛、各种眼疾	2—4c
肩井	在肩上，前直乳中，位于大椎与肩峰端连线的中点上	肩痛	2—4c
大椎	在项部，在后正中线上，第 7 颈椎棘突下凹陷中	各种热证、颈肩痛	2—4d
颈百劳	在项部，位于大椎直上 2 寸，后正中线旁开 1 寸	颈痛	2—4d

腧穴	位置	主治	图号
定喘	在背部，位于第7颈椎棘突下，旁开0.5寸	哮喘	2—4d

2. 应用要点

（1）选罐。拔罐时宜选用2～4号玻璃罐。

（2）方法。宜采用火罐法中的闪火法或投火法，可留罐、闪罐。

（3）时间。留罐时间为5～10分钟。

三、背腰部常用腧穴

1. 取穴体位

背腰部腧穴取穴体位为俯卧位，或伏俯坐位。

背腰部穴位的具体位置如图2—5所示，常用穴位的详细描述见表2—4。

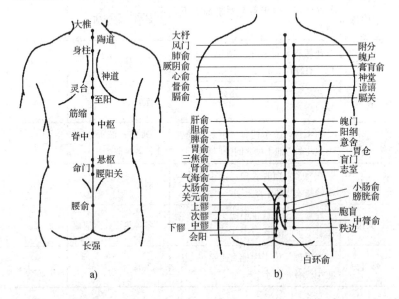

a)   b)

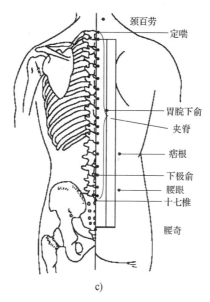

颈百劳

定喘

胃脘下俞

夹脊

痞根

下极俞

腰眼

十七椎

腰奇

c)

图 2—5　背腰部常用腧穴

表 2—4　　　　　　　　　　背腰部穴位

腧穴	位置	主治	图号
腰俞	在骶部，位于后正中线上，适对骶管裂孔	腰痛	2—5a
腰阳关	在腰部，后正中线上，第 4 腰椎棘突下凹陷中	腰痛	2—5a
命门	在腰部，后正中线上，第 2 腰椎棘突下凹陷中	腰痛	2—5a
脊中	在背部，后正中线上，第 11 胸椎棘突下凹陷中	腰背痛	2—5a
至阳	在背部，后正中线上，第 7 胸椎棘突下凹陷中	心痛、心脏病	2—5a

腧穴	位置	主治	图号
身柱	在背部，后正中线上，第3胸椎棘突下凹陷中	背痛	2—5a
陶道	在背部，后正中线上，第1胸椎棘突下凹陷中	背痛	2—5a
大杼	在背部，位于第1胸椎棘突下，旁开1.5寸	颈肩痛、背痛	2—5b
风门	在背部，位于第2胸椎棘突下，旁开1.5寸	感冒、咳嗽、哮喘	2—5b
肺俞	在背部，位于第3胸椎棘突下，旁开1.5寸	感冒、咳嗽、哮喘	2—5b
厥阴俞	在背部，位于第4胸椎棘突下，旁开1.5寸	心痛、心脏病	2—5b
心俞	在背部，位于第5胸椎棘突下，旁开1.5寸	心痛、心脏病	2—5b
督俞	在背部，位于第6胸椎棘突下，旁开1.5寸	心痛、心脏病	2—5b
膈俞	在背部，位于第7胸椎棘突下，旁开1.5寸	背痛、腰背痛	2—5b
肝俞	在背部，位于第9胸椎棘突下，旁开1.5寸	肝胆疾病、消化不良、腰背痛	2—5b
胆俞	在背部，位于第10胸椎棘突下，旁开1.5寸	肝胆疾病、消化不良、腰背痛	2—5b
脾俞	在背部，位于第11胸椎棘突下，旁开1.5寸	消化不良、腰背痛	2—5b
胃俞	在背部，位于第12胸椎棘突下，旁开1.5寸	消化不良、腰背痛	2—5b
三焦俞	在腰部，位于第1腰椎棘突下，旁开1.5寸	消化不良、腰痛	2—5b

腧穴	位置	主治	图号
肾俞	在腰部，位于第2腰椎棘突下，旁开1.5寸	腰痛、泌尿系统疾病、妇科病	2—5b
气海俞	在腰部，位于第3腰椎棘突下，旁开1.5寸	腰腿痛、泌尿系统疾病、妇科病	2—5b
大肠俞	在腰部，位于第4腰椎棘突下，旁开1.5寸	腰腿痛、泌尿系统疾病、妇科病	2—5b
关元俞	在腰部，位于第5腰椎棘突下，旁开1.5寸	腰腿痛、泌尿系统疾病、妇科病	2—5b
小肠俞	在骶部，位于骶正中脊旁1.5寸，平第1骶后孔	腰腿痛、泌尿系统疾病、妇科病	2—5b
膀胱俞	在骶部，位于骶正中脊旁1.5寸，平第2骶后孔	腰腿痛、泌尿系统疾病、妇科病	2—5b
中膂俞	在骶部，位于骶正中脊旁1.5寸，平第3骶后孔	腰骶痛	2—5b
白环俞	在骶部，位于骶正中脊旁1.5寸，平第4骶后孔	腰骶痛	2—5b
上髎	在骶部，位于髂后上棘与后正中线之间，适对第1骶后孔处	腰骶痛	2—5b
次髎	在骶部，位于髂后上棘内下方，适对第2骶后孔处	腰骶痛	2—5b
中髎	在骶部，位于次髎下内方，适对第3骶后孔处	腰骶痛	2—5b
下髎	在骶部，位于中髎下内方，适对第4骶后孔处	腰骶痛	2—5b

腧穴	位置	主治	图号
附分	在背部,位于第2胸椎棘突下,旁开3寸	背痛	2—5b
魄户	在背部,位于第3胸椎棘突下,旁开3寸	背痛	2—5b
膏肓俞	在背部,位于第4胸椎棘突下,旁开3寸	背痛	2—5b
胃仓	在背部,位于第12胸椎棘突下,旁开3寸	背痛、消化不良	2—5b
秩边	在臀部,平第4骶后孔,骶正中脊旁开3寸	腰腿痛	2—5b
胃脘下俞	在背部,位于第8胸椎棘突下,旁开1.5寸	消化不良	2—5c
腰眼	在腰部,位于第4腰椎棘突下,旁开约3.5寸凹陷中	腰腿痛	2—5c
十七椎	在腰部,位于后正中线上,第5腰椎棘突下	腰腿痛	2—5c
腰奇	在骶部,位于尾骨端直上2寸,骶角之间凹陷中	腰骶痛	2—5c
夹脊	在背腰部,位于第1胸椎至第5腰椎棘突下两侧,后正中线旁开0.5寸,每侧17穴	脏腑疾患	2—5c

2. 应用要点

(1) 选罐。拔罐时宜选用3~5号玻璃罐。

(2) 方法。宜采用火罐法中的闪火法或投火法,可留罐、闪罐、走罐。

(3) 时间。留罐时间为5~15分钟。

四、胸腹部常用腧穴

1. 取穴体位

胸腹部腧穴取穴体位应为仰卧位。

胸腹部穴位的具体位置如图 2—6 所示，常用穴位的详细描述见表 2—5。

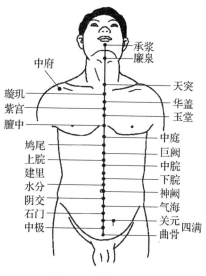

图 2—6 胸腹部腧穴

表 2—5 胸腹部穴位

腧穴	位置	主治
上脘	肚脐直上 5 寸	消化不良、胃痛、腹胀
中脘	肚脐直上 4 寸	消化不良、胃痛、腹胀
下脘	肚脐直上 2 寸	消化不良、胃痛、腹胀
膻中	在胸部，位于前正中线上，平等 4 肋间，两乳头连线的中点	胸闷、气喘、咳嗽、心悸
关元	在下腹部，前正中线上，位于脐中下 3 寸	腹痛、腹胀
气海	在下腹部，前正中线上，位于脐中下 1.5 寸	腹痛、腹胀

腧穴	位置	主治
四满	在下腹部，位于脐中下3寸，前正中线旁开0.5寸	小腹痛、腹胀
中府	在胸前壁的外上方，云门下1寸，平第1肋间隙，距前正中线6寸	胸肺疾患

2. 应用要点

(1) 选罐。宜选用3～4号玻璃罐、抽气罐。

(2) 方法。宜采用火罐法中的闪火法或投火法，可留罐。

(3) 时间。留罐时间为3～5分钟。

五、上肢部常用腧穴

1. 取穴体位

上肢部腧穴取穴体位可为坐位、仰卧位，或侧腕对掌，或伸臂仰掌。

上肢部穴位的具体位置如图2—7所示，常用穴位的详细描述见表2—6。

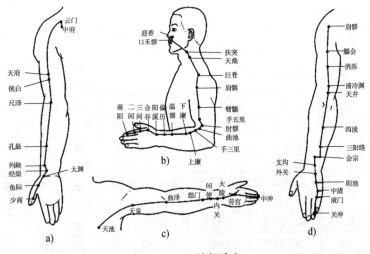

图2—7 上肢部腧穴

腧穴	位置	主治	图号
孔最	在前臂掌面桡侧，位于尺泽与太渊连线上，腕横纹上 7 寸	咳嗽、咯血	2—7a
尺泽	位于肘横纹上，屈肘时在肱二头肌腱外侧	肘痛、急性胃肠炎	2—7a
太渊	在腕掌侧横纹桡侧，桡动脉搏动处	无脉症	2—7a
手三里	在前臂背面桡侧，位于阳溪与曲池连线上，肘横纹下 2 寸	上肢疼痛和麻木	2—7b
曲池	在肘横纹外侧端，屈肘，位于尺泽与肱骨外上髁连线中点	上肢疼痛和麻木	2—7b
肘髎	在臂外侧，屈肘，曲池上方 1 寸，位于肱骨边缘处	肘痛、网球肘	2—7b
臂臑	在臂外侧，三角肌止点处，位于曲池与肩髃连线上，曲池上 7 寸	上肢疼痛和麻木	2—7b
肩髃	在肩部，三角肌上，臂外展或向前平伸时，位于肩峰前下方凹陷处	肩痛	2—7b
巨骨	在肩上部，位于锁骨肩峰端与肩胛冈之间凹陷处	肩痛	2—7b
内关	在前臂掌侧，位于曲泽与大陵的连线上，腕横纹上 2 寸，掌长肌腱与桡侧腕屈肌腱之间	心脏病、恶心、呕吐	2—7c
外关	在前臂背侧，位于阳池与肘尖的连线上，腕背横纹上 2 寸，尺骨与桡骨之间	上肢疼痛和麻木	2—7d
支沟	在前臂背侧，位于阳池与肘尖的连线上，腕背横纹上 3 寸，尺骨与桡骨之间	上肢疼痛和麻木、便秘	2—7d

腧穴	位置	主治	图号
臑会	在臂外侧，位于肘尖与肩髎的连线上，肩髎下3寸，三角肌的后下缘	颈痛、肩痛、上肢疼痛和麻木	2—7d
肩髎	在肩部，肩髃后方，位于臂外展时，于肩峰后下方呈凹陷处	颈痛、肩痛、上肢疼痛和麻木	2—7d

2. 应用要点

(1) 选罐。宜选用1～3号玻璃罐、抽气罐。

(2) 方法。宜采用火罐法中的闪火法或投火法，可留罐。

(3) 时间。留罐时间为3～5分钟。

六、下肢部常用腧穴

1. 取穴体位

下肢部腧穴取穴体位可为仰卧位、侧卧位、俯卧位。

下肢部穴位的具体位置如图2—8所示，常用穴位的详细描述见表2—7。

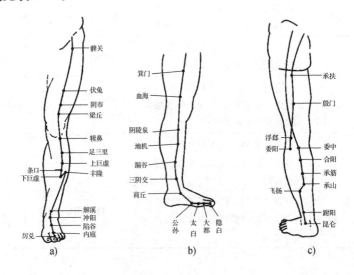

a)　　　　　　b)　　　　　　c)

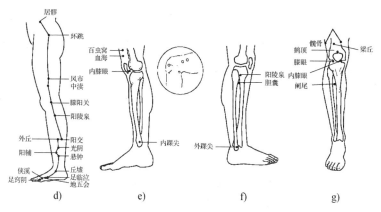

图 2—8 下肢部腧穴

表 2—7 下肢部穴位

腧穴	位置	主治	图号
伏兔	在大腿前面，位于髂前上棘与髌底外端的连线上，髌上6寸	腿痛	2—8a
阴市	在大腿前面，位于髂前上棘与髌底外端的连线上，髌上3寸	腿痛、膝痛	2—8a
梁丘	在大腿前面，位于髂前上棘与髌底外端的连线上，髌上2寸	胃痛、膝痛	2—8a
犊鼻	在膝部，髌骨与髌韧带外侧凹陷中	膝痛	2—8a
足三里	在小腿前外侧，位于犊鼻下3寸，距胫骨前缘一横指（中指）	消化不良	2—8a
上巨虚	在小腿前外侧，位于犊鼻下3寸，距胫骨前缘一横指（中指）	消化不良	2—8a
下巨虚	在小腿前外侧，位于犊鼻下9寸，距胫骨前缘一横指（中指）	消化不良	2—8a

腧穴	位置	主治	图号
丰隆	在小腿前外侧，位于外踝尖上 8 寸，条口外，距胫骨前缘二横指（中指）	下肢疼痛麻木	2—8a
三阴交	在小腿内侧，位于足内踝尖上 3 寸，胫骨内侧缘后方	小腿内侧疼痛、妇科病	2—8b
血海	在大腿内，髌底内侧端上 2 寸，位于肌肉隆起处	膝关节痛、血病、月经病	2—8b
承扶	在大腿后面，臀下横纹的中点	坐骨神经痛	2—8c
殷门	在大腿后面，位于承扶与委中的连线上，承扶下 6 寸	坐骨神经痛	2—8c
委中	在腘横纹中点，位于股二头肌腱与半腱肌肌腱的中间	膝痛、坐骨神经痛	2—8c
合阳	在小腿后面，位于委中与承山的连线上，委中下 2 寸	膝痛、坐骨神经痛	2—8c
承筋	在小腿后面，位于委中与承山的连线上，腓肠肌肌腹中央，委中下 5 寸	坐骨神经痛	2—8c
承山	在小腿后面正中，委中与昆仑之间，位于伸直小腿或足跟上提时腓肠肌肌腹下出现尖角凹陷处	坐骨神经痛	2—8c
飞扬	在小腿后面，位于外踝后，昆仑穴直上 7 寸，承山外下方 1 寸处	坐骨神经痛	2—8c
跗阳	在小腿后面，外踝后，昆仑穴直上 3 寸	坐骨神经痛	2—8c
居髎	在髋部，位于髂前上棘与股骨大转子最凸点连线的中点处	坐骨神经痛	2—8d
环跳	在股外侧部，侧卧屈股，位于股骨大转最凸点与骶管裂孔连线的外 1/3 与中 1/3 的交点处	坐骨神经痛	2—8d

腧穴	位置	主治	图号
风市	直立垂手时，中指尖所指处	坐骨神经痛、耳鸣	2—8d
膝阳关	在膝外侧，位于阳陵泉上3寸，股骨外上髁上方的凹陷处	膝痛	2—8d
阳陵泉	在小腿外侧，位于腓骨头前下方凹陷处	膝痛	2—8d
阳交	在小腿外侧，位于外踝尖上7寸，腓骨后缘	下肢疼痛麻木	2—8d
外丘	在小腿外侧，位于外踝尖上7寸，腓骨前缘，平阳交	下肢疼痛麻木	2—8d
光明	在小腿外侧，位于外踝尖上5寸，腓骨前缘	下肢疼痛麻木、目疾	2—8d
悬钟	在小腿外侧，位于外踝尖上3寸，腓骨前缘	下肢疼痛麻木	2—8d
内膝眼	屈膝，在髌韧带内侧凹陷处	膝痛	2—8e
胆囊	在小腿外侧上部，位于腓骨小头前下方凹陷处（阳陵泉）直下2寸	胆囊炎	2—8f
鹤顶	在膝上部，髌底的中点上方凹陷处	膝痛	2—8g
阑尾	在小腿前侧上部，位于犊鼻下5寸，胫骨前缘旁开一横指	阑尾炎	2—8g

2. 应用要点

（1）选罐。宜选用2～4号玻璃罐、抽气罐。

（2）方法。宜采用火罐法中的闪火法或投火法，可留罐。

（3）时间。留罐时间为5～10分钟。

七、足部常用腧穴

1. 取穴体位

足部腧穴取穴体位为仰卧位。

足部穴位的具体位置如图 2—9 所示，常用穴位的详细描述见表 2—8。

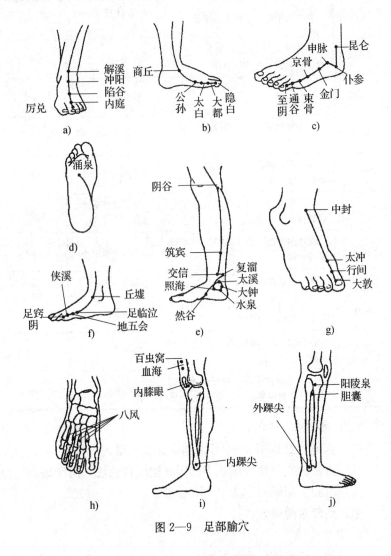

图 2—9　足部腧穴

表2—8　　　　　　　　　　足部穴位

腧穴	位置	主治	图号
解溪	在足背与小腿交界处的横纹中央凹陷中，位于拇长伸肌腱与趾长伸肌腱之间	足背疼痛、足趾疼痛麻木、消化不良	2—9a
冲阳	在足背最高处，位于拇长伸肌腱与趾长伸肌腱之间，足背动脉搏动处	足背疼痛、足趾疼痛麻木、消化不良	2—9a
陷谷	在足背，位于第2～3跖骨结合部前方凹陷处	足背疼痛、足趾疼痛麻木、消化不良	2—9a
内庭	在足背，位于2～3趾间，趾蹼缘后方赤白肉际处	足背疼痛、足趾疼痛麻木、消化不良	2—9a
厉兑	在足第2趾末节外侧，距趾甲角0.1寸	足趾疼痛麻木、消化不良、噩梦	2—9a
隐白	在足大趾末节内侧，距趾甲角0.1寸	足趾疼痛麻木、消化不良、噩梦	2—9b
大都	在足内侧缘，位于足第1跖趾关节前下方赤白肉际凹陷处	足趾疼痛麻木、消化不良	2—9b
太白	在足内侧缘，位于足第1跖趾关节后下方赤白肉际凹陷处	足趾疼痛麻木、消化不良	2—9b
公孙	在足内侧缘，位于第1跖骨基底的前下方	足趾疼痛麻木、消化不良	2—9b
商丘	在足内踝前下方凹陷中，位于舟骨结节与内踝尖连线的中点处	足趾疼痛麻木、消化不良	2—9b
昆仑	在足部外踝后方，位于外踝尖与跟腱之间的凹陷处	足外侧疼痛麻木	2—9c
仆参	在足外侧部，外踝后下方，昆仑直下，跟骨外侧，赤白肉际处	足外侧疼痛麻木	2—9c

腧穴	位置	主治	图号
申脉	在足外侧部,外踝直下方凹陷中	足外侧疼痛麻木	2—9c
金门	在足外侧,位于外踝前缘下,骰骨下缘处	足外侧疼痛麻木	2—9c
京骨	在足外侧,足第5跖骨粗隆下方,赤白肉际处	足外侧疼痛麻木	2—9c
束骨	在足外侧,足第5跖趾关节的后方,赤白肉际处	足外侧疼痛麻木	2—9c
通谷	在足外侧,足第5跖趾关节的后方,赤白肉际处	足外侧疼痛麻木	2—9c
至阴	在足小趾末节外侧,距趾甲角0.1寸	足外侧疼痛麻木、头痛	2—9c
涌泉	在足底部,足趾屈时足前部凹陷处,约位于足2~3趾趾缝纹头端与足跟连线的前1/3与后2/3交点上	足底疼痛、麻木、高血压、恶心、呕吐	2—9d
然谷	在足内缘,足舟骨粗隆下方,赤白肉际处	足内侧疼痛麻木	2—9e
太溪	在足内侧,内踝后方,位于内踝尖与跟腱之间的凹陷处	足内侧疼痛麻木、腰痛	2—9e
大钟	在足内侧,内踝后下方,位于跟腱附着部的内侧前方凹陷处	足内侧疼痛麻木	2—9e
水泉	在足内侧,内踝后下方,位于太溪直下1寸,跟骨结节的内侧凹陷处	足内侧疼痛麻木	2—9e
照海	在足内侧,内踝尖下方凹陷处	足内侧疼痛麻木、咽痛	2—9e
丘墟	在足外踝的前下方,位于趾长伸肌腱的外侧凹陷处	足背疼痛、踝痛	2—9f

腧穴	位置	主治	图号
足临泣	在足背外侧，位于足第 4 跖趾关节的后方，小趾伸肌腱的外侧凹陷处	足背疼痛	2—9f
地五会	在足背外侧，位于足第 4 跖趾关节的后方，第 4~5 跖骨，小趾伸肌腱的内侧缘	足背疼痛	2—9f
侠溪	在足背外侧，位于第 4~5 趾间，趾蹼缘后方赤白肉际处	足背疼痛	2—9f
足窍阴	在足第 4 跖趾末节外侧，距趾甲角 0.1 寸	足趾疼痛麻木	2—9f
大敦	在足大趾末节外侧，距趾甲角 0.1 寸	足趾疼痛麻木、疝气	2—9g
行间	在足背侧，位于第 1~2 趾间，趾蹼缘的后方赤白肉际处	足趾疼痛麻木、足背疼痛	2—9g
太冲	在足背侧，第 1~2 跖骨头之间的后方凹陷处	足趾疼痛麻木、足背疼痛	2—9g
中封	在足背侧，位于足内踝前，商丘与解溪连线之间，胫骨前肌腱的内侧凹陷处	足趾疼痛麻木、足背疼痛	2—9g
八风	在足背侧，第 1~5 趾间，趾蹼缘后方赤白肉际处，每侧 4 个穴位，左右共 8 个穴位	足趾疼痛麻木	2—9h
内踝尖	在足内侧面，内踝的凸起处	内踝疼痛	2—9i
外踝尖	在足外侧面，外踝的凸起处	外踝疼痛	2—9j

2. 应用要点

（1）选罐。宜选用 1 号玻璃罐、较小的抽气罐或特制的足罐。

（2）方法。宜采用抽气法。

（3）时间。留罐时间为 2~3 分钟。

第三单元　保健拔罐基本操作

模块一　保健拔罐的操作方法

一、拔罐的方法

保健拔罐的方法有多种，可分为火罐法、水罐法、抽气罐法。其中最常用的是火罐法和抽气罐法。

1. 火罐法

火罐法是借助火力使罐中氧气燃尽，空气受热排出，然后放置于治疗部位，罐中空气逐渐变凉，形成负压，罐吸附于治疗部位。具体操作法有以下几种。

（1）闪火法。左手拿罐，右手持闪火棒（或用镊子夹浸蘸95%的酒精棉球，点燃棉球后），右手将闪火棒伸入罐中并停留数秒（视罐的大小而定，一般为1～5秒）后抽出，并迅速将火罐扣在受术的部位上，如图3—1所示。

注意事项：应将闪火棒伸入罐中（最好至罐底），切勿将闪火棒置于罐口处。否则罐口将被烧热，容易烫伤受术者皮肤。吹灭闪火棒时注意不要低头，以防烧伤。

（2）投火法。将95%的酒精棉球或纸片点燃后投入罐内，在火最旺时，迅速将火罐扣在受术的部位上即可吸住，这种方法吸附力强。如图3—2所示。

注意事项：由于罐内有燃烧物质，火球落下很容易烫伤皮肤，所以投火法最好用于侧面横拔。

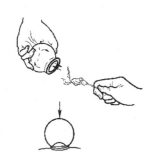
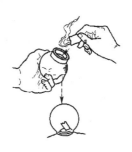

图 3—1　闪火法　　　　　　　　　图 3—2　投火法

（3）贴棉法。用一小块棉花，略浸酒精，压平贴在火罐内壁的中、下段或罐底；点燃酒精棉球后，将火罐迅速扣在治疗部位上，如图 3—3 所示。

注意事项：棉花浸酒精不宜过多，否则燃烧的酒精滴下时，容易烫伤皮肤。贴棉法适用于侧面横拔。

（4）架火法。将一不易燃烧和传热的物体（如小瓶盖，其直径要小于罐口）放在受术的部位上，其上置一小块酒精棉球，点燃酒精棉球后迅速将火罐扣上，如图 3—4 所示。

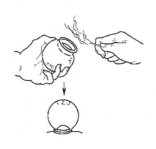
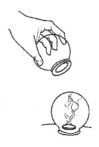

图 3—3　贴棉法　　　　　　　　图 3—4　架火法

（5）滴酒法。在火罐内滴入 95％的酒精 1～3 滴，旋转火罐使酒精均匀地分布于罐壁，然后点燃，迅速将火罐扣在受术的部位上。

注意事项：滴入的酒精要适量，过少不易点燃；过多淌下会灼伤皮肤。滴酒法适用于侧面横拔。

2. 水罐法

将竹罐放入沸水或药液中，煮沸 1～2 分钟，然后用镊子夹住罐底，提出液面，控干水液，趁热扣于治疗部位。所用药液可根据病情决定，如选用祛风除湿药羌活、独活、川乌、草乌、当归、红花。

3. 抽气罐法

用抽气筒套在抽气罐的活塞上，将空气抽出，使之吸拔在受术部位上。如图3—5所示。

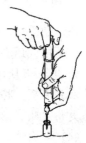

二、留罐时间

留罐时间一般为 5～15 分钟，待受术部位的皮肤充血、瘀血时，将罐取下。若罐大，吸拔力强时，可适当缩短留罐的时间，以免起泡。

图3—5 抽气罐法

三、拔罐的形式

临床拔罐时，可根据不同病情，选用不同的拔罐形式。常用的有以下 6 种：坐罐、走罐、闪罐、留针拔罐、刺血拔罐、药罐。

1. 坐罐

坐罐又称留罐。拔罐后将火罐留置于受术部位 5～15 分钟，然后将罐起下。此法最为常用，一般疾病均可应用，单罐、多罐皆可。

2. 走罐

走罐又称推罐。选用口径较大的玻璃罐，罐口要平滑，先在罐口或受术部位涂一些凡士林油膏或其他润滑剂，拔罐后一手按压皮肤，另一手推罐，如图 3—6 所示，或双手推罐，上下往返推移，至皮肤潮红、充血或瘀血时，将罐起下。一般用于面积较大、肌肉丰厚的部位，如腰背部、下肢。

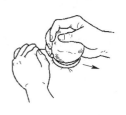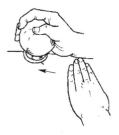

图 3—6　走罐

3. 闪罐

拔罐后，立即取下，再迅速拔住，如此反复多次，直至皮肤潮红为度。闪罐可用一个罐，也可用两个罐。

4. 留针拔罐

留针拔罐即针刺得气后留针，再以针为中心拔罐，留置 5～15 分钟，如图 3—7 所示，起罐后起针。这是针刺和拔罐结合应用的一种方法。

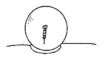

图 3—7　留针拔罐

5. 刺血拔罐

刺血拔罐又称刺络拔罐。即在皮肤消毒后，用三棱针点刺出血或用皮肤针叩刺，然后将火罐吸拔于点刺的部位，使之出血，以加强刺血的治疗效果。

刺血拔罐一般留置 5～15 分钟。

6. 药罐

此法是指先在抽气罐内盛贮一定的药液，然后按抽气罐操作法，抽去空气，使罐吸附在皮肤上。

常用的药有生姜汁、辣椒液、两面针酊、风湿酒等，也可根据需要配制。放入的药液量应达火罐的 1/2 左右。

四、起罐

起罐时用左手握住罐体，右手拇指、食指和中指在罐口旁边迅速按压，使空气进入罐内，即可将罐取下。

起罐时以轻缓为宜，不可强行上提或旋转。

五、适应范围

拔罐法适用于：风湿痹痛；各种神经麻痹；急慢性疼痛，如腹痛、腰背痛、痛经、头痛；脏腑功能紊乱方面的病证；感冒、咳嗽、哮喘、消化不良、胃脘痛、眩晕等；外科疾病，如丹毒、红丝疔、毒蛇咬伤、疮疡初起未溃等。

模块二 足罐操作

一、足罐的操作原理

人体经络将脏腑器官联系成为一个有机整体。足罐的施术可以疏通全身经络。

人体的双足是离心脏最远的部位，人体脏腑器官在双足有相应的反射区，脏腑的病变可反映到足部。人体代谢物也会沉积在足部。当进行足部拔罐时，足部毛细血管充血扩张，末梢神经兴奋，促进足部血液循环，有利于体内代谢废物通过肾、膀胱排出体外，改善脏腑的病理变化，提高人体的免疫能力，达到祛病防病的目的。

足底反射区的分布如图3—8所示，其具体位置见表3—1。根据反射区的分布特点可以把足部分为足趾、足掌、足心和足跟四个部分，它们分别代表了人体的头部、胸部、腹部和骨盆，在这些区域里分布着相应器官的反射区。两脚并在一起的位置称脚内侧，相当于人体的中轴线，脊柱的反射区即分布于此，由足趾到足跟的方向依次为颈椎、胸椎、腰椎、骶椎和尾骨；足外侧相当于人体的外侧，分布着肩、肘、膝等关节的反射区；足底相当于人体的背面，足背相当于人体的前面。

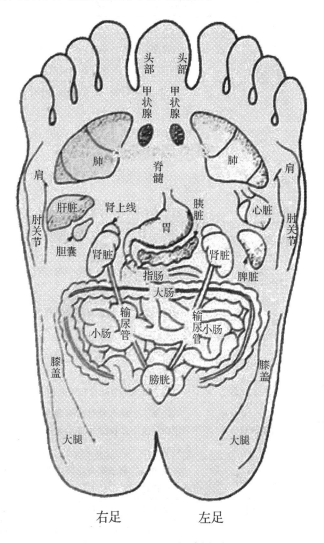

图 3—8　足底反射区示意图

表 3—1   常用足底反射区的具体位置

序号	足底反射区	位置
1	心反射区	左足底,第四、第五跖骨上,肺反射区后方
2	肺反射区	双足底,第二至第五跖趾关节后方
3	脾反射区	左足底,第四、第五跖骨之间,心反射区后方
4	肾反射区	双足底前脚掌,屈足时,"人"字形交叉后方中央凹陷处
5	肝反射区	右足底,第四、第五跖骨之间,肺反射区后方
6	胃反射区	双足底,第一跖趾关节后方大约一指宽区域
7	胆反射区	右足底肝反射区内侧,在第三、第四跖骨之间
8	膀胱反射区	双足足底内侧舟骨下方,拇层肌侧的弧形带状区
9	腰椎反射区	双足弓内侧缘,楔骨至舟骨下方,胸椎反射区下方
10	胸椎反射区	双足弓内侧第一跖骨下方趾关节至楔骨关节的区域
11	三叉神经反射区	双足大拇趾末节趾骨外侧中上区域
12	斜方肌反射区	双足第二、第三趾趾腹根部及两侧区域和双足第四、第五趾趾腹根部及两侧区域下方,呈带状分布
13	肾上腺反射区	双足第二、第三跖骨之间,距跖骨头近心端约一拇指宽
14	生殖腺反射区	双足底部,足跟正中
15	胰反射区	双足内侧,胃和十二指肠反射区之间的区域
16	小肠反射区	双足底部足心凹陷区域,被升结肠、横结肠、降结肠、乙状结肠及直肠反射区所围成的区域

序号	足底反射区	位置
17	十二指肠反射区	双足底部，由第一跖骨和第一楔骨组成的跗跖关节近侧端
18	输尿管反射区	双足足底由肾反射区至膀胱反射区连成的一块弧形区域
19	横结肠反射区	双足足掌中间，呈带状
20	降结肠反射区	左足底部，第五跖骨底至跟骨前缘的足掌外侧带状区域
21	乙状结肠和直肠反射区	左足底部跟骨前缘，呈带状区域
22	升结肠反射区	右足底部，从跟骨前缘至第五跖骨底部的足掌外侧

二、足罐的种类及特点

足底皮肤较厚，罐口较小才能拔住。足罐大体分为两种。

1. 足部火罐

足部火罐的罐口直径为 2 厘米，长度为 4 厘米，简称指压式拔罐，如图 3—9a 所示。足部火罐施术前，先将微量酒精倒入足罐，点燃罐内酒精后施术。足罐吸住足底部以后，可进行留罐或推罐。

2. 指压式气罐

指压式气罐的罐口直径为 1.5 厘米，长度为 4 厘米，形状如图 3—9b 所示。此罐使用方便，易于推广，同时也适用于自我保健。

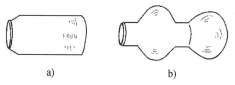

a)　　　　　　　　　　b)

图 3—9　足罐的种类

a）足部火罐　b）指压式气罐

三、体罐与足罐的使用

体罐适用于全身保健。胸腹部、背腰部及四肢部受术面积较大，可以在受术部位多罐排列留罐。若受术者体质虚弱，为了除湿祛寒还可以进行闪罐；为了祛除人体的外邪，也可在背腰部进行推罐。

足部保健拔罐只限于对足部施术，在足部肌肉较丰满的地方，可以进行足部推罐，如在肾上腺→肾→输尿管→膀胱等反射区可以进行推罐。

在施术时，体罐与足罐可以同时进行，如受术者俯卧位时，在受术者背腰部与足底部可同时进行留罐。体罐留罐时间要短，足罐留罐时间要长。体罐留罐时间一般为 10～15 分钟；足罐留罐时间一般为 15～20 分钟。足部保健拔罐不宜进行闪罐。

若受术者坐位进行施术时，可先进行体罐施术，后进行足罐施术。体罐偏重于全身经穴施术，足罐偏重于足部反射区施术，足罐起着辅助疗法的作用。

第四单元 常见病的调理方法

模块一 内科常见病的调理方法

一、感冒的调理方法

1. 临床表现

感冒一般由病毒所致。其表现为头痛乏力，畏寒发热，咽干疼痛，鼻塞流涕及呼吸不适并伴有咳嗽。

2. 调理方法

受术者俯卧位。

（1）刮痧板蘸上刮痧油，在受术者背部脊椎两侧旁开 1.5 寸处由内向外、由下向上进行刮痧，力度要渗透，每个部位刮 20次左右，如图 4—1a 所示。

（2）擦净皮肤后，在背部脊柱两侧肺俞进行拔罐，留罐10～15 分钟，如图 4—1b 所示。

（3）在足底肺部反射区进行足罐拔罐，左右反复拔罐，持续5～10 分钟，如图 4—1c 所示。

如患风寒型感冒，除上述手法外，还可在大椎穴进行拔罐，留罐 10 分钟左右，如图 4—2 所示。如患流行感冒，除上述手法外，还可在受术者背部涂抹生姜汁，在背部上下推罐，持续 3～5 分钟。

二、头痛的调理方法

1. 临床表现

头痛可由外感与内伤引起。外感风寒头痛，通常伴有鼻塞、流涕、畏寒等症状。外感风热头痛伴有面赤、口干等。

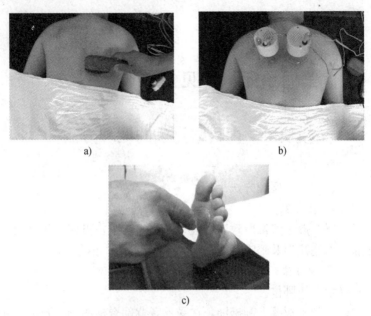

图 4—1　感冒的调理方法

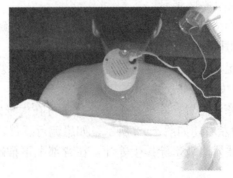

图 4—2　风寒型感冒调理方法

　　肾虚头痛时，头如戴帽，浑身无力。肝瘀头痛时，头痛在两侧颈部。

2. 调理方法

（1）外感风寒头痛。受术者仰卧位，术者以一手拇指指腹按其印堂、百会、曲池穴 3～5 分钟，再以电动按摩器点按金门、京骨、束骨穴 3～5 分钟。受术者坐位，在大椎穴拔罐，留罐 10～15 分钟。

（2）外感风热头痛。受术者坐位或仰卧位，以电动按摩器点按其通谷、申脉穴，反复 3～5 分钟。

（3）肾虚头痛。受术者坐位或仰卧位，将川芎、冰片、红花等药物升华到足罐中，在涌泉穴进行拔罐，留罐 15～20 分钟，如图 4—3 所示。

（4）肝瘀头痛。受术者坐位，以拇指指端按其足部行间穴 3～5 分钟，然后，在肝俞穴进行电动拔罐，留罐 10～15 分钟，如图 4—4 所示。

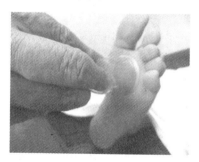 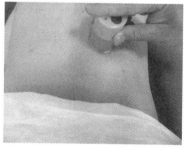

图 4—3　肾虚头痛的调理方法　　图 4—4　肝瘀头痛的调理方法

三、发烧的调理方法

1. 临床表现

发烧是常见症状之一，高烧 39 度以上要去医院治疗。发烧通常有感染性与非感染性两种，感染性发烧为病原微生物或病毒引起炎症所致；非感染性发烧多见于风湿、中暑等症所致，确诊后可配合拔罐。

2. 调理方法

（1）受术者坐位。在其大椎穴进行电动拔罐，留罐 10～15 分钟。

（2）受术者俯卧位。在其曲池、委中穴进行拔罐，留罐 10 分钟左右，如图 4—5 所示。

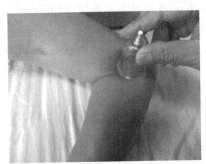

图 4—5　发烧的调理方法

四、腹胀的调理方法

1. 临床表现

正常人胃肠道有气体 100～150 毫升。人体若有过多的气体，则会产生腹胀，并伴有嗳气、肠鸣等。

2. 调理方法

（1）受术者仰卧位。在其腹部涂抹拔罐油，以顺时针推罐，反复 3～5 分钟，如图 4—6a 所示。

（2）受术者俯卧位。在其脾俞、胃俞穴涂抹拔罐油，上下推罐，反复 3～5 分钟，如图 4—6b 所示。

（3）受术者坐位。将冰片、薄荷粉剂升华到足罐中，在太白穴进行拔罐，留罐 15～20 分钟，如图 4—6c 所示。

（4）受术者坐位或仰卧位。在受术者肾上腺、肾、输尿管、膀胱反射区进行推罐，反复 20 次左右以后，把足罐留在膀胱反射区，留罐 15～20 分钟，如图 4—6d 所示。

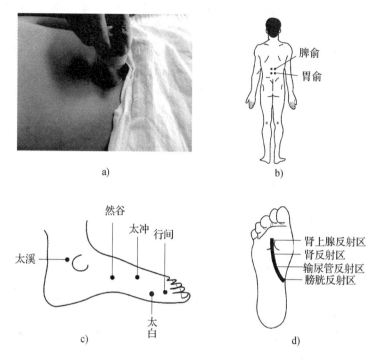

a)

b)

脾俞
胃俞

然谷
太冲
行间
太溪
太白
c)

肾上腺反射区
肾反射区
输尿管反射区
膀胱反射区
d)

图4—6 腹胀的调理方法

五、便秘的调理方法

1. 临床表现

便秘一般是指大便次数减少及大便干燥。直肠平滑肌弛缓或痉挛均可造成便秘。

2. 调理方法

（1）受术者仰卧位。在受术者中脘穴涂抹拔罐油，并进行留罐，持续 10 分钟左右。后在受术者足三里穴涂抹拔罐油，并进行拔罐，持续 10 分钟左右。

（2）受术者坐位或仰卧位。在受术者解溪穴进行足部拔罐 3～5 分钟，如图 4—7a 所示。

在受术者胃、胰、十二指肠反射区进行足罐推罐，如图4—7b 所示，反复 20 次左右。

在受术者升结肠、横结肠、降结肠、乙状结肠反射区进行足罐推罐，如图 4—7c 所示，反复 10 次左右。

在受术者小肠反射区进行足罐推罐，如图 4—7d 所示，反复20 次左右。

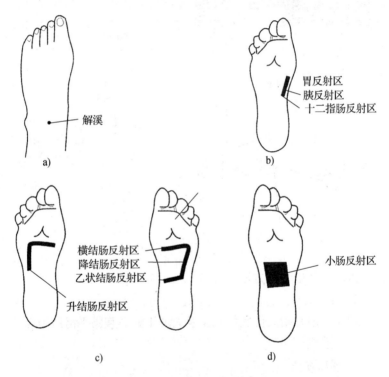

图 4—7 便秘的调理方法

a）解溪穴示意图 b）胃、胰、十二指肠反射区示意图

c）升结肠、横结肠、降结肠、乙状结肠反射区示意图

d）小肠反射区示意图

六、腹泻的调理方法

1. 临床表现

腹泻是指大便次数增多或粪便清稀，多因胃肠功能障碍或细菌感染所致。饮食不洁影响脾胃不和的腹泻，表现为突然发作，腹痛肠鸣，泻后减轻；脾肾阳虚腹泻多伴有黎明泻的特点；细菌感染腹泻多伴有发烧的特点。

2. 调理方法

（1）饮食不洁引起的腹泻。

1）受术者仰卧位。在受术者腹部涂抹拔罐油，逆时针在腹部推罐，反复 20 次左右。

2）受术者坐位或仰卧位。在胃反射区进行足部拔罐，留罐 15～20 分钟，如图 4—8 所示。

（2）脾肾阳虚引起的腹泻。

1）受术者仰卧位。在受术者腹部中脘穴进行电动拔罐，留罐 10 分钟左右。

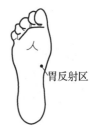

图 4—8　胃反射区示意图

2）受术者坐位或仰卧位。在受术者足底部公孙穴进行足罐拔罐，留罐 15～20 分钟，如图 4—9 所示。

3）受术者坐位或仰卧位，在受术者足底部脾反射区进行足部拔罐，留罐 15～20 分钟，如图 4—10 所示。

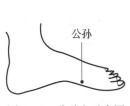

图 4—9　公孙穴示意图

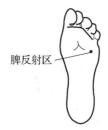

图 4—10　脾反射区示意图

4）受术者坐位或仰卧位。在其足底肾上腺、肾、输尿管、膀胱反射区进行足部推罐。反复 20 次左右，如图 4—11a 所示。

（3）细菌感染引起的腹泻。受术者坐位或仰卧位，在受术者胃、胰、十二指肠反射区进行足罐推罐，反复 20 次左右，如图 4—11b 所示。然后以拇指指腹揉其足部大都、太白、公孙、商丘穴，持续 3～5 分钟。

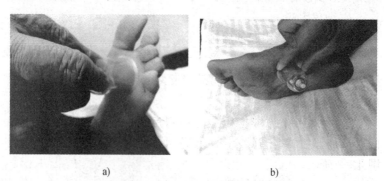

a)   b)

图 4—11   腹泻的调理方法

七、咳喘的调理方法

1. 临床表现

咳嗽多见于冬春时节，多由外邪和内伤引起。

风寒外邪侵入人体时，首先犯肺，侵犯肺气宣降功能，逆气上升则咳嗽，表现为阵咳。外感咳嗽还伴有鼻塞流清涕；带有细菌感染时，排痰增量，引起支气管痉挛。纳气失报长久，可并发阻塞性肺气肿，反复咳嗽，气短喘息。

内伤咳嗽，久咳伤阴，脾虚生痰，肾气不足，不能纳气，上逆犯肺，喘促气短，伴有喘息。

2. 调理方法

（1）外感咳嗽。

1）受术者坐位，在其双臂尺泽穴蘸刮痧油刮痧，自上而下，反复 20 次左右，再在尺泽穴进行拔罐，如图 4—12a 所示。

2）受术者俯卧位，刮痧板蘸刮痧油在其背部进行刮痧，边蘸边刮，由内向外，自上向下，反复20次左右，如图4—12b所示。擦净刮痧油，在身柱穴进行拔罐，留罐10分钟左右，如图4—12c所示。

3）受术者仰卧位或坐位，在其足底部肺反射区进行足罐推罐，反复20次左右，如图4—12d所示。

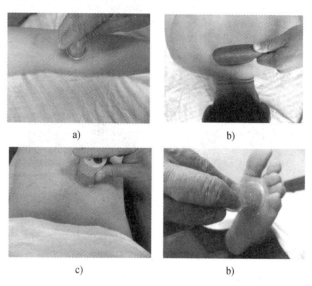

a)　　　　　　　　　　b)

c)　　　　　　　　　　b)

图4—12　外感咳嗽的调理方法

（2）内伤咳嗽。

1）以一手拇指指腹按两侧曲池穴，反复3~5分钟，再在两侧内关穴进行拔罐，留罐5~10分钟，如图4—13a所示。

2）受术者俯卧位。以一手拇指指腹点按定喘穴3~5分钟，在受术者背部肺俞、肝俞、肾俞穴进行闪罐，持续5~15分钟，如图4—13b所示。

3）受术者仰卧位。在其胸部正中膻中穴进行拔罐，留罐5~10分钟，如图4—13c所示。

4）受术者仰卧位或坐位。在其足底部肺反射区进行足罐推罐，反复 20 次左右，如图 4—13d 所示。

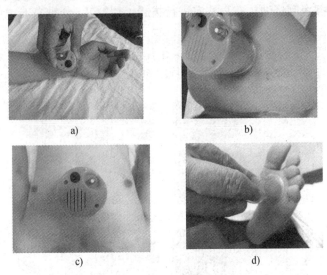

a)　　　　　　　　　　　b)

c)　　　　　　　　　　　d)

图 4—13　内伤咳嗽的调理方法

5）受术者坐位或仰卧位，在其足部肾上腺、肾、输尿管、膀胱反射区进行足罐推罐，反复 20 次左右，在膀胱反射区进行留罐 15～20 分钟。

八、消化不良的调理方法

1. 临床表现

多因饮食习惯不佳、精神紧张、过度疲劳而引起胃肠消化功能减弱，产生腹胀、食欲不振、面色萎黄、厌食等。

2. 调理方法

受术者仰卧位。

（1）在受术者腹部中脘穴进行闪罐，反复 20 次左右，如图 4—14a 所示。

（2）在受术者双腿足三里穴进行拔罐，留罐 10～15 分钟，如图 4—14b 所示。

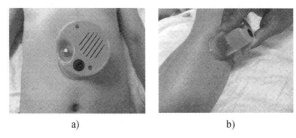

a)   b)

图 4—14　消化不良的调理方法

九、眩晕的调理方法

1. 临床表现

眩晕表现为心慌、心悸、动脉压升高等。肝阳上扰眩晕表现为面红、口苦、便秘等症状；阴虚阳亢眩晕表现为气短、头痛等症状；阴阳两虚眩晕伴有腰膝酸软、饮食不振等症状。

2. 调理方法

（1）肝阳上扰眩晕。受术者俯卧位，以电动砭石按摩器点按其肝俞，持续 3～5 分钟，然后在其胆俞进行拔罐，持续 10 分钟左右，如图 4—15a 所示。

（2）阴虚阳亢眩晕。受术者俯卧位，以拇指指腹点按其肝俞，反复 3～5 分钟，然后在其肾俞穴进行拔罐，留罐 10 分钟左右，如图 4—15b 所示。

（3）阴阳两虚眩晕。受术者仰卧位，在腹部气海、关元穴进行电动拔罐，留罐 10 分钟左右，如图 4—15c 所示。

十、糖尿病的调理方法

1. 临床表现

糖尿病症表现为"三多一少"，即多饮、多食、多尿，体重减少。其表现为口渴多饮，小便过频，严重时可产生酮症酸中毒。

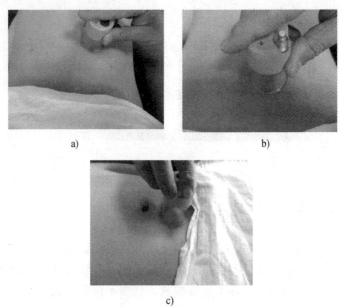

a)

b)

c)

图 4—15 眩晕的调理方法

2. 调理方法

（1）受术者仰卧位，在其腹部上脘穴至下脘穴进行推罐，反复 20 次左右，如图 4—16a 所示。

（2）受术者俯卧位，在其背部由肝俞穴经胆俞穴至脾俞穴往返推罐，反复 20 次左右，如图 4—16b 所示。

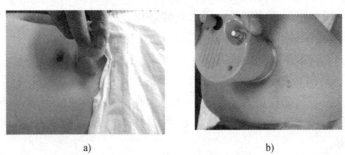

a)

b)

图 4—16 糖尿病的调理方法

（3）受术者坐位或仰卧位，在其足底部胰反射区进行拔罐，留罐 20 分钟左右。

十一、肥胖症的调理方法

1. 临床表现

肥胖症一般指单纯性肥胖，超过人体正常体重的 200％以上。其表现为多汗、气喘、疲倦乏力，多因脾虚湿盛等所致。

2. 调理方法

（1）受术者仰卧位，以大黄研成粉，制成油剂，涂抹在腹部，在受术者腹部顺时针推罐，反复 40 次以上，如图 4—17a所示。

（2）受术者俯卧位，在其背部涂上拔罐油，在肝俞、脾俞、胃俞及大肠俞进行推罐，如图 4—17b 所示。

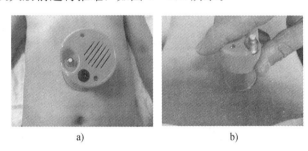

a)　　　　　　　　　　　b)

图 4—17　肥胖症的调理方法

十二、三叉神经痛的调理方法

1. 临床表现

三叉神经痛主要是指偏头痛，常在三叉神经分支有阵发性放射头痛，多见于鼻翼、上颌、下颌及眼眶周围。

2. 调理方法

（1）受术者坐位。在其头部阳白、太阳、攒竹、四白、下关、颊车穴进行点按，每个穴位反复按 5～10 次，如图 4—18所示。

（2）受术者坐位。在其枕后风池穴进行拔罐，留罐要持续

5～10分钟，如图4—19a所示。

（3）受术者坐位。在其两前臂手三里穴进行拔罐，留罐5～10分钟，如图4—19b所示。

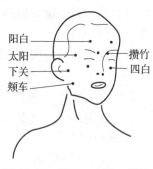

图4—18 阳白、太阳、攒竹、四白、下关、颊车穴示意图

十三、呃逆的调理方法

1.临床表现

呃逆是指膈肌痉挛，反复不止，多因寒、热、虚、实症或术后引起。

2.调理方法

（1）受术者仰卧位。在其腹部上脘穴和中脘穴（见图4—20）进行闪罐，反复20次左右。

（2）受术者俯卧位。在其背部膈俞穴（见图4—21）进行闪罐，反复20次左右。

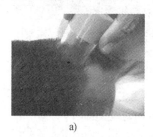
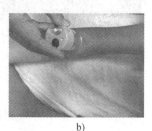

a)   b)

图4—19 三叉神经痛的调理方法

十四、阳痿的调理方法

1.临床表现

男性性生活不正常，多因精神因素造成，伴有面色淡白、疲惫无力。

2.调理方法

（1）受术者仰卧位。在其腹部气海、关元穴进行闪罐，反复20次左右，如图4—22a所示。

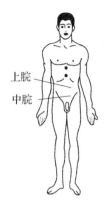
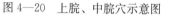
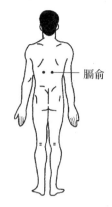

图4—20 上脘、中脘穴示意图　　　图4—21 膈俞穴示意图

（2）受术者俯卧位。在其腰部肾俞、命门穴进行闪罐，反复20次左右，如图4—22b所示。

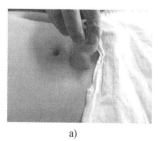
a)
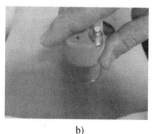
b)

图4—22 阳痿的调理方法

十五、面瘫的调理方法

1. 临床表现

面瘫是指面神经麻痹。其临床表现为由于外感风邪，引起口角下垂，向健侧方向缩移，伴有口水下淌，眼球出现白色巩膜。

2. 调理方法

（1）受术者坐位。在其面部患侧下关穴和颊车穴进行点按，持续5～10分钟，如图4—23a所示。

（2）受术者坐位。在其枕后风池穴进行拔罐，持续 10～15 分钟，如图 4—23b 所示。

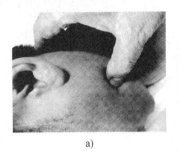 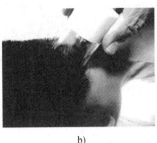

a)   b)

图 4—23　面瘫的调理方法

十六、脑血管意外后遗症的调理方法

1. 临床表现

脑血管意外经医院治疗后，遗留一侧瘫痪并伴有语言障碍，多因脑栓塞、脑溢血、脑血管痉挛所致。

2. 调理方法

（1）受术者坐位。在其前臂内关穴和尺泽穴进行电动拔罐，留罐 10～15 分钟，如图 4—24 所示。

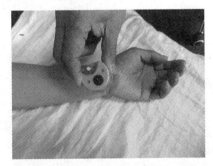

图 4—24　脑血管意外后遗症的调理方法

（2）受术者仰卧位。在其天宗穴和风门穴进行拔罐，留罐

10～15 分钟。

（3）在受术者腰眼穴和委中穴进行拔罐，留罐 10～15 分钟。

模块二　妇科常见病的调理方法

一、月经不调的调理方法

1. 临床表现

妇女生理上有经、孕、产、乳等特点，其月经周期和经量的改变即为月经不调。例如，因肝郁化火、血热妄行使月经先期而下；因寒凝气滞使月经后期而下。妇女不在经期时可进行如下治疗：

2. 调理方法

（1）受术者仰卧位。在其腿部血海穴和三阴交穴进行拔罐，持续 10～15 分钟。

（2）如属肝郁化火月经不调。受术者仰卧位，在其背部肝俞、脾俞、三焦俞穴进行拔罐，如图 4—25a 所示。

（3）如属寒凝气滞月经不调。受术者仰卧位，在其腹部气海穴和关元穴进行闪罐，反复 20 次左右，如图 4—25b 所示。

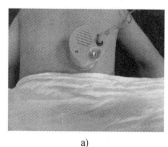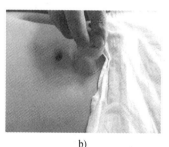

a)　　　　　　　　　　　　b)

图 4—25　月经不调的调理方法

二、痛经的调理方法

1. 临床表现

妇女在月经前后和期间，小腹产生疼痛，伴有腹痛则为痛经。痛经多因气滞血瘀、气血两亏等所致。妇女不在经期时可进行如下治疗：

2. 调理方法

（1）气滞血瘀痛经。

1）受术者仰卧位。以拇指指腹点按章门、期门穴反复点按3～5分钟，如图4—26所示。在膻中穴和血海穴进行拔罐，持续10～15分钟。

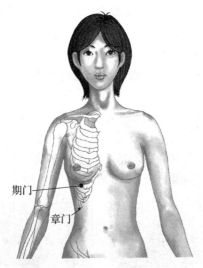

图4—26　章门、期门穴示意图

2）受术者仰卧位。以拇指指腹点按行间、太冲、然谷、太溪诸穴，如图4—27所示。

（2）气血两亏痛经。受术者俯卧位，在其背部肝俞、脾俞、肾俞穴进行闪罐，反复20次左右。

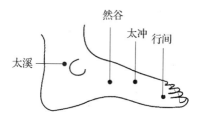

图4—27 行间、太冲、然谷、太溪穴示意图

三、盆腔炎的调理方法

1. 临床表现

妇女由于气血不足，邪气入内出现盆腔炎症，表现为下腹出现包块，有压痛感。

2. 调理方法

（1）受术者仰卧位。在其腹部气海、关元穴进行拔罐，持续10～15分钟。

（2）受术者坐位或者仰卧位。在其足部生殖腺进行足罐拔罐，持续15～20分钟，如图4—28所示。

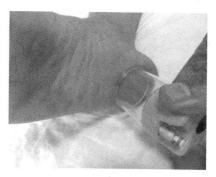

图4—28 盆腔炎的调理方法

四、产后缺乳的调理方法

1. 临床表现

产后缺乳表现为乳汁分泌较少，不能满足婴儿营养的需要。

产后缺乳多因情志失调、气血不足所致。

2. 调理方法

（1）受术者俯卧位。在其背部肝俞、脾俞、肾俞穴进行闪罐，反复 20 次左右，如图 4—29a 所示。

（2）受术者仰卧位。在其中脘穴和血海穴进行拔罐，持续 10 分钟左右，如图 4—29b 所示。

（3）受术者仰卧位。在其神门穴和三阴交穴进行拔罐，持续 10 分钟左右。

（4）受术者坐位或仰卧位。在胸部以电动抽气罐拔罐，持续 10 分钟左右。

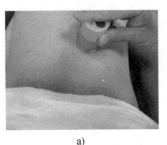 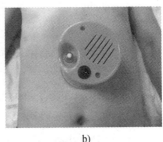

a) 　　　　　　　　　　　b)

图 4—29　产后缺乳的调理方法

五、闭经的调理方法

1. 临床表现

女子年龄已超过 18 周岁，但仍未行经，或数月没有行经的为闭经。闭经多因气血不足、气滞血瘀所致。

2. 调理方法

（1）受术者仰卧位。在下肢部血海、三阴交穴进行拔罐，留罐 10 分钟左右，如图 4—30a 所示。

（2）受术者仰卧位。以电动砭石球置于血海穴，持续 10 分钟，如图 4—30b 所示。

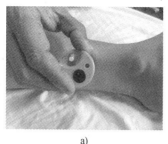 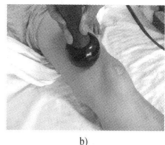

a)   b)

图4—30 闭经的调理方法

六、子宫下垂（阴挺）的调理方法

1. 临床表现

子宫下垂是指子宫从正常位置下垂，有的脱出阴道口。子宫下垂多因气血两亏、肾虚不固所致，常表现为腹有坠感。

2. 调理方法

（1）受术者俯卧位。在其背部肝俞、脾俞、肾俞穴进行拔罐，留罐10分钟左右。

（2）受术者仰卧位。在其腹部气海、关元穴进行闪罐，反复20次左右。

（3）受术者坐位或仰卧位。在其足部肺反射区进行足罐拔罐，反复20次左右。

七、更年期综合征的调理方法

1. 临床表现

更年期综合征出现在妇女从中年到老年的过渡期。在绝经期后，妇女表现为内分泌功能减退，伴有易激动、忧郁等症。

2. 调理方法

（1）受术者俯卧位。在其背部大椎、心俞、脾俞穴进行拔罐，持续10～15分钟，如图4—31a所示。

（2）受术者俯卧位。在其背部肝俞、肾俞穴进行闪罐，反复20次左右，如图4—31b所示。

（3）受术者仰卧位。在其气海、关元穴进行闪罐，反复 20 次左右。

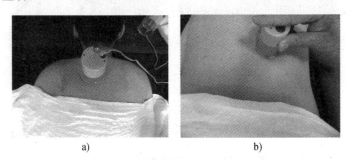

a)　　　　　　　　　　　b)

图 4—31　更年期综合征的调理方法

模块三　骨科常见病的调理方法

一、落枕的调理方法

1. 临床表现

落枕多由外邪侵袭、睡觉姿势不正确造成颈椎关节过度屈伸引起。其可形成肌肉、韧带、关节囊损伤，造成水肿，嵌入关节内，使颈椎椎体变化。落枕表现为颈部强直，头部转动困难，有压痛感，可触及条索状物。

2. 调理方法

（1）受术者坐位。在其患侧肩井穴和落枕部位拔罐，留罐 10～15 分钟，如图 4—32a 所示。

（2）受术者仰卧位。在患侧对侧小腿部悬钟穴进行拔罐，留罐 10 分钟左右，如图 4—32b 所示。

二、肩周炎的调理方法

1. 临床表现

肩周炎是指因人体年老虚弱、气血不足、出汗受风、睡卧露

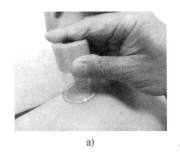 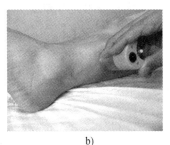

a)   b)

图 4—32　落枕的调理方法

肩、外感风寒等造成肩关节退行性改变，又称"五十肩"，多发于 50 岁左右。

其表现为肩部疼痛，上臂上举、内收、外展受到限制，日久产生肱骨头粘连、肌肉萎缩等症状。

2. 调理方法

（1）受术者坐位。在其肩部肩髃、肩井、天宗穴进行拔罐，持续 10～15 分钟，如图 4—33 所示。

（2）受术者坐位或仰卧位，在其足底部斜方肌反射区进行足罐推罐，反复 20 次左右；然后，在涌泉穴进行足罐拔罐，持续 15～20 分钟。

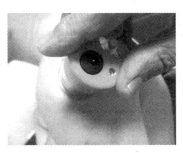

图 4—33　肩周炎的调理方法

三、颈椎病的调理方法

1. 临床表现

颈椎病是指随着人体年龄的变化，颈椎椎体、椎间盘、椎关节发生退行性改变，造成颈部骨质增生、韧带钙化、椎间盘退化诸病，压迫颈部脊髓、血管、神经产生各种症状。现将其分为三种类型介绍。

（1）神经根型。颈丛和臂丛神经受到压迫，有放射性疼痛；上肢麻木，日久有肌肉萎缩。

（2）脊髓型。颈部脊髓受压，行动不便，四肢动作迟缓，有的产生瘫痪。

（3）椎动脉型。椎动脉受压，产生头晕、视力下降、听力不清等症状。

2. 调理方法

（1）神经根型。

1）受术者坐位。以罐在颈肩部滚动 10~15 分钟，在其颈部风池、肩井穴进行拔罐，留罐 10~15 分钟。

2）受术者坐位。在其手三里穴和内关穴进行拔罐，留罐 10~15 分钟。

（2）脊髓型。

1）受术者坐位，以罐在颈肩部滚动 10~15 分钟，在其大椎穴和肩外俞穴（见图 4—32）进行拔罐，留罐 10~15 分钟。

2）受术者坐位。在其手三里和足三里（见图 4—33）进行拔罐，持续 10~15 分钟。

3）受术者坐位，在其风池穴和天宗穴进行拔罐，留罐 10~15 分钟。

（3）椎动脉型。

1）受术者坐位。在其风门穴（见图 4—34）和大杼穴进行拔罐，留罐 10~15 分钟。

2）受术者坐位。在其头部印堂穴进行拔罐，留罐 3~5 分钟，如图 4—35 所示。

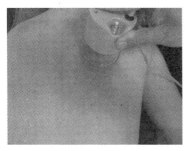

图 4—32　肩外俞穴拔罐

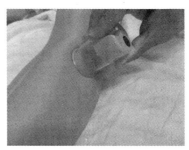

图 4—33　足三里穴拔罐

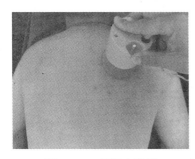

图 4—34　风门穴拔罐

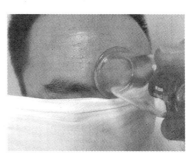

图 4—35　印堂穴拔罐

四、腰肌劳损的调理方法

1. 临床表现

腰肌劳损是指由于腰部组织长期处于紧张劳累的状态或损伤后没有得到修复，日久天长，腰部韧带、肌肉、关节产生慢性损伤。

腰肌劳损一般无外伤史，常产生慢性腰部疼痛，并有压痛点，深层有条索状结节。

2. 调理方法

（1）受术者俯卧位。以罐在背腰滚动 10～15 分钟，在其腰眼穴进行闪罐，反复 20 次左右，如图 4—36a 所示。

（2）受术者俯卧位。在其环跳、肾俞穴进行拔罐，持续10～15分钟，如图4—36b所示。

（3）受术者坐位或仰卧位。在其足底部腰椎反射区（如图4—36c所示）以食指近节指间关节进行按压，持续3～5分钟。以扣拳法再足罐拔罐，留罐15～20分钟。

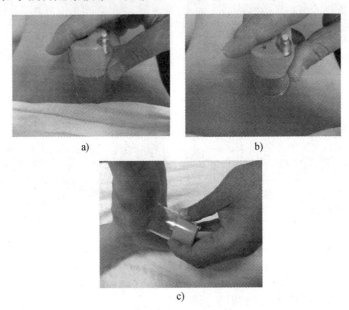

a)   b)

c)

图4—36　腰肌劳损的调理方法

五、腰椎间盘突出症的调理方法

1. 临床表现

腰椎间盘突出是指人体椎间盘发生退行性改变或外力损伤，使纤维环出现撕裂，髓核突出，压迫椎体周围的神经根或脊髓，造成腰部疼痛。腰椎间盘突出症常表现为行走困难，产生一侧或双侧放射性疼痛，有的出现足背、拇趾麻痛，严重时出现脊柱侧弯。

2. 调理方法

（1）受术者仰卧位。在其腿部悬钟、阳陵泉穴进行拔罐，留罐 10～15 分钟，如图 4—37a 所示。

（2）受术者仰卧位。在其腹部四满穴进行闪罐，反复 20 次左右，如图 4—37b 所示。

（3）受术者俯卧位。在其肾俞、环跳穴及阿是穴（痛点）进行划罐再拔罐，留罐 10～15 分钟，如图 4—37c 所示。

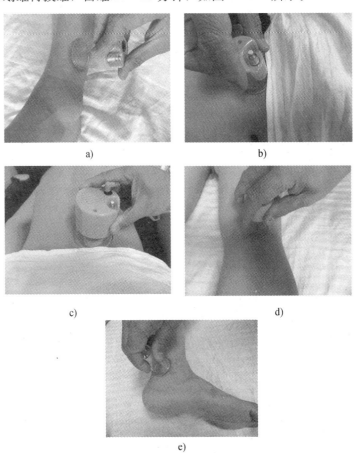

a)

b)

c)

d)

e)

图 4—37　腰椎间盘突出症的调理方法

（4）受术者俯卧位。在其腿部委中、承山穴进行拔罐，留罐10～15分钟，如图 4—37d 所示。

（5）受术者坐位或仰卧位，在其足部昆仑、仆参穴拔罐 3～5 分钟，如图 4—37e 所示。

六、肱骨外上髁炎的调理方法

1. 临床表现

肱骨外上髁炎又称网球肘，是指肘部进行旋前旋后的动作较多，造成慢性损伤，肘关节外侧疼痛，屈伸不利，手臂旋转用力时，产生放射性疼痛，前臂与腕提举与旋转活动受限。

2. 调理方法

受术者坐位。

（1）在受术者曲池穴和痛点以罐划推再进行拔罐，留罐10～15 分钟，如图 4—38a 所示。

（2）在受术者尺泽、手三里穴进行拔罐，留罐 10～15 分钟，如图 4—38b 所示。

（3）受术者上臂孔最穴进行闪罐，反复 20 次左右，如图 4—38c所示。

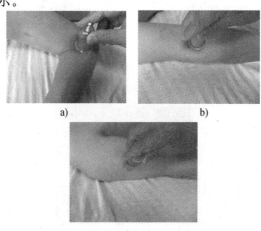

a)　　　　　　　　　b)

c)

图 4—38　肱骨外上髁炎的调理方法

模块四　五官科常见病的调理方法

一、慢性鼻炎的调理方法

1. 临床表现

慢性鼻炎分为慢性单纯性鼻炎和慢性肥厚性鼻炎。其表现为长期鼻塞流涕，鼻黏膜弥漫性充血。慢性鼻炎多因肺气不足、脾虚、肾虚及外界影响所致。

2. 调理方法

（1）受术者坐位。在其头部印堂穴和迎香穴以拇指指腹进行点按，持续3～5分钟，如图4—39a所示。

（2）受术者仰卧位。在其肩部中府穴进行拔罐，留罐10～15分钟，如图4—39b所示。

（3）受术者俯卧位。在其背部肺俞穴进行刮痧，反复20次左右；然后进行拔罐，持续10分钟左右，如图4—39c所示。

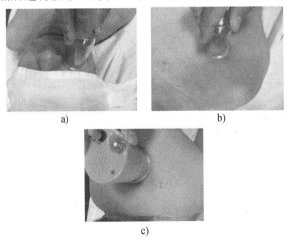

a)　　　　　　　　　　b)

c)

图4—39　慢性鼻炎的调理方法

二、麦粒肿的调理方法

1. 临床表现

麦粒肿俗称"针眼"，是指眼睑受葡萄球菌感染，引起急性化脓性炎症，眼睑皮肤出现红肿，并有脓点。

2. 调理方法

受术者俯卧位。

（1）在受术者背部脊柱两侧 1.5 寸处进行上下推罐，反复 20 次左右，如图 4—40a 所示。

（2）在受术者风池穴和大椎穴进行拔罐，留罐 10 分钟左右，如图 4—40b 所示。

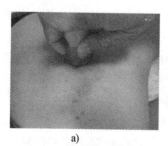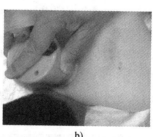

a)   b)

图 4—40　麦粒肿的调理方法

三、急性结膜炎的调理方法

1. 临床表现

急性结膜炎俗称"红眼病"，其表现为眼部有灼热、痒、红肿现象，易流泪。急性结膜炎是眼部的一种传染病，拔罐治疗在初起时可以缓解症状。

2. 调理方法

受术者俯卧位或坐位。

（1）在受术者大椎穴（见图 4—41）和曲池穴（见图 4—42）进行拔罐，持续 10～15 分钟左右。

（2）在背部以电动砭石球熨肝俞穴 3～5 分钟。

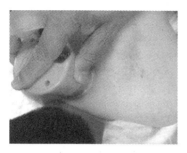 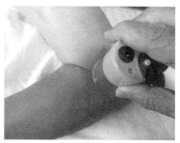

图 4—41　大椎穴拔罐　　　　　图 4—42　曲池穴拔罐

第五单元　综合调理方法

模块一　综　述

一、拔罐与刮痧

刮痧可增强人体的新陈代谢，促进人体排泄。拔罐可增强血液循环，提高人体免疫能力。二者结合，可加强人体的自愈能力，提高保健的功效。应先进行刮痧施术，然后再进行保健拔罐。

根据受术者的不适症状，使受术者摆正体位，并使受术者感到舒适。充分暴露施术部位，以毛巾擦干净受术部位，并用75％的酒精进行消毒。

在刮痧施术时，首先在颈项部施术，再在背部、胸腹部施术，最后在四肢部进行刮痧。

刮痧施术中，可以应用刮痧介质，先把刮痧介质放在盘中，施术者以刮痧板边蘸边刮。腕力要灵活，不可暴力；刮痧板与皮肤之间夹角以 45°为宜；自内向外，自上向下，单方向施术。

每个部位施术 20 次左右，以顾客耐受能力为度。操作速度急为泻法，操作速度缓慢为补法。

在刮痧施术完毕后，擦净皮肤，并用酒精在皮肤上再消毒，保持皮肤的清洁。在罐口涂上递质，准备拔罐。

根据不适症状的情况，以经络为基础，受术部位以肌肉丰满的穴位为主。体质较强的受术者，拔罐的数量可多一些，时间长一些；体质较差的受术者，拔罐的数量少一些，时间短一些，也可用闪罐施术。

刮痧与拔罐一般应用在背部、胸部、四肢部。刮痧多应用在经络上；拔罐多应用在穴位上及痛点。一般先进行刮痧，后进行拔罐，并需掌握好施术时间。

二、拔罐与按摩

保健拔罐与保健按摩相结合，对保健养生、强壮身体、调解人体亚健康状态和治疗病症方面，效果更加显著。

按摩可以使人体经络疏通、阴阳平衡、调和气血、调整脏腑。保健拔罐的施术，可以扶正祛邪，提高人体的免疫能力。

保健拔罐与保健按摩的结合，将形成一个独特的保健方法。

在保健拔罐与按摩的施术中，一般先进行按摩，后进行拔罐；在不宜进行保健拔罐的部位，可进行按摩施术，如头面部、狭小的部位。在补泻方面，拔罐多用于泻法，按摩多用于补法。

在按摩施术时，施术者可自头面部、腹部、背部、四肢部进行施术，并配合砭石、砚石在背部进行推摩，然后进行保健拔罐，其效果更佳。

三、拔罐与砭石

在保健拔罐与砭石保健中，应先进行砭石操作再进行保健拔罐。

保健拔罐多用于泻法，祛掉风邪、寒邪、湿邪；电动砭石器可放松肌肉痉挛、疏通经络、调和气血，增加保健拔罐的功能。

保健拔罐与电动砭石器相结合，是养生保健的一个好项目。目前常用的电动砭石器主要有以下几种。

天然砭石电热刮板。通过砭石加热后，刮板产生热能，置于身体痛处，进行刮痧，使皮肤出现充血现象，腠理得以开泄，将风、寒等邪气从皮毛通达于外，从而使经络疏通，加强祛除病邪能力。

•天然砭石足疗按摩器。当人体脏腑出现亚健康状态，有关的生物信息就会发生变化，足底反射区会反映出痛点、结节等问题。砭石加热后，作用于足底反射区，通过刺激，传导至人体脏腑，有利于人体亚健康状态的改善，使人体得到放松。

• 天然砭石电热太极球。当人体出现虚寒证时面色苍白、全身乏力、食欲不振等，将加热的砭石太极球置于痛处，进行熨法，有利于缓解人体虚寒证的状态，改善人体阴阳不平衡的状态，加快人体新陈代谢功能。

• 天然砭石电热振动床垫。该床垫具有热能、振动、敲击的功能，当风、寒之邪侵入人体，人体出现亚健康状态，腰腿疼病等状态，床垫加热后，人体有很强的温热感，对人体肾、腰、下肢感觉更加明显，再进行各部位的按摩，促使人体经络疏通，活血化瘀，扶正祛邪，改善人体亚健康状态。

• 天然砭石振动仪。砭石加热后产生振动，可以促进人体血液循环，尤其对人体经络进行疏通，对痉挛引起的疼痛，有很好的缓解作用。

• 天然砭石电热振动护腰带。当人体受到风寒侵入，会产生腰痛；当人体一个姿势坐久后，也会产生疲劳性腰痛，砭石通过加热后，置于腰部，有助于缓解腰酸背痛，由于振动放松人体的腰部，使疲劳性腰痛有所改善。

• 天然砭石电热振动护膝带。天然砭石加热后，置于膝关节四周，对于风寒引起膝关节不适或疼痛，有改善人体膝关节活动的功能，有助于人体对膝关节的保健作用。

• 天然砭石坐垫。置于人体会阴穴与长强穴，通过加热后会阴部有温热感觉，促进会阴部周围血液循环，缓解泌尿系统的亚健康状态。

模块二　常用穴位的保健方法

穴位的保健多采用综合保健方法，目前较流行且效果显著的是拔罐与砭石相结合的方法。针对不同的症状表现，确定主辅疗法。

一、足三里穴保健

足三里穴具有健脾和胃，消积化滞，缓解胃痛的作用。若消化不良，胸闷肠鸣，可以足三里穴保健拔罐为主，砭石振动为辅，若胃寒引起胃痛，可以天然砭石加热振动器在足三里穴振动为主，拔罐为辅，如图5—1所示。

二、尺泽穴保健

尺泽穴属太阴肺经，肺与大肠相表里，若咽喉疼痛、胸部胀痛、咳嗽、便秘，可以尺泽穴保健拔罐为主，砭石刮痧为辅；若肘臂挛痛，可以天然砭石加热刮痧板刮尺泽穴为主，拔罐为辅，如图5—2所示。

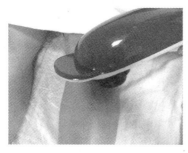 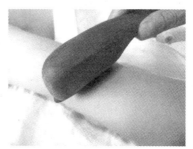

图5—1　振动足三里穴　　　　图5—2　用刮痧板刮尺泽穴

三、涌泉穴保健

涌泉穴属少阴肾经，肾与膀胱相表里。若头晕眼花、咽喉痛、便秘、足心热，可以涌泉穴保健拔罐为主，砭石按摩为辅；若加强人体新陈代谢，可以电热足部砭石按摩器按摩为主，拔罐为辅（如图5—3所示）。

四、三阴交穴保健

三阴交穴属太阴脾经，脾与胃相表里，共同完成食物运代过程。若消化不良、月经不调等，可以保健拔罐为主，砭石保健为辅；若神经衰弱，可以天然砭石加热太极球熨三阴交穴为主，拔罐为辅（如图 5—4 所示）。

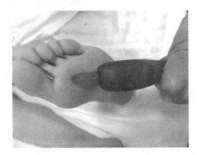 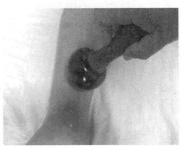

图 5—3　按摩涌泉穴　　　　　图 5—4　熨三阴交穴

五、风门穴保健

　　风门穴属太阴膀胱经。若宣肺解表，感冒等可采用保健拔罐疏散风邪，再辅以砭石振动；若项强、胸背痛则可采用天然砭石加热振动器振动，辅以拔罐（如图 5—5 所示）。

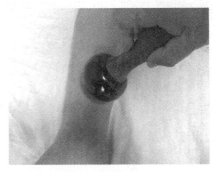

图 5—5　振动风门穴

模块三　运用砭石调理常见病症的方法

　　这里介绍的运用砭石调理常见病症的方法与前面介绍的保健拔罐方法结合使用，效果显著。

一、风寒头痛的调理方法

1. 病因及表现

因风邪侵入人体，而引起头疼、怕风怕冷、头疼胀痛，疼及肩背。

2. 调理方法

（1）以双手拿肩井穴5～8分钟，如图5—6a所示。

（2）以电动砭石刮板在大椎穴进行刮痧3～5分钟，如图5—6b所示。

（3）以足部电动砭石按摩器，按压头反射区8～10次，如图5—6c所示。

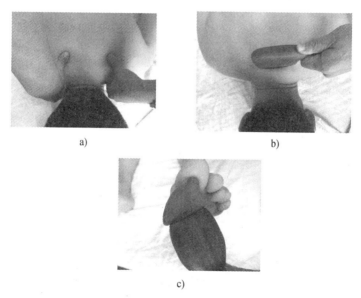

图5—6　风寒头痛的调理方法

二、鼻塞流涕的调理方法

1. 病因及表现

因外邪侵入人体，引起鼻塞、流涕，并伴有咳嗽、恶寒，流涕不止等不适症。

2. 调理方法

（1）以双手拇指揉按迎香穴 3～5 分钟。

（2）取肺俞、风门穴，以电动砭石振动器置于穴位上，每穴反复振动 5～10 分钟，如图 5—7 所示。

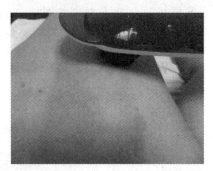

图 5—7　振动肺俞穴

三、胃寒泄泻的调理方法

1. 病因及表现

因受风寒之邪侵入人体，泄泻不止，并伴有胃疼，怕风怕冷，喜暖。

2. 调理方法

（1）以拇指指腹点按上脘、中脘诸穴，每穴反复 3～5 分钟。

（2）以电动砭石太极球按摩神阙穴 3～5 分钟，如图 5—8a 所示。

（3）受术者坐于天然砭石电热坐垫，约 20～30 分钟，如图 5—8b 所示。

四、尿频

1. 病因及表现

因前列腺或膀胱不适，有时引起尿频、尿急，并伴有腰酸、腰痛、下腹坠感等。

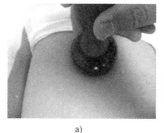 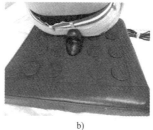

a)   b)

图 5—8　胃寒泄泻的调理方法

2.调理方法

（1）以一手掌擦八髎穴，以热为度，如图 5—9 所示。

（2）受术者坐于天然砭石电热坐垫 20～30 分钟。

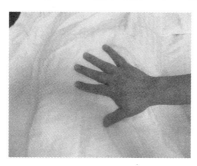

图 5—9　掌擦八髎穴

五、精神疲劳的调理方法

1.病因及表现

因工作繁忙用脑过度，睡眠不足，头昏脑胀，精神不振，健忘等。

2.调理方法

（1）以一手拇指点按百会穴 3～5 分钟。

（2）以天然砭石加热振动器振动神门、足三里、三阴交诸穴，每穴 3～5 分钟。

六、寒凝气滞月经不调的调理方法

1. 病因及表现

因寒凝气滞引起月经不调，月经后期，量少色暗，腹胀满痛。

2. 调理方法

（1）受术者仰卧位。在天然砭石振动床垫拿揉受术者阴廉、足三里、阴包、血海穴，每穴反复 3～5 分钟，如图 5—10a 所示。

（2）以电动砭石太极球置于天枢穴，进行熨法，反复 5～10 分钟，如图 5—10b 所示。

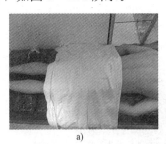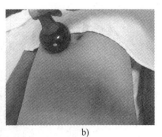

a)　　　　　　　　　　　　b)

图 5—10　寒凝气滞月经不调的调理方法

七、寒湿凝滞痛经的调理方法

1. 病因及表现

因久居阴湿之地，或经期涉小受寒，血行不畅而引起痛经。

2. 调理方法

（1）以双掌按揉腰骶部，点按血海、三阴交穴，每穴反复 3～5分钟。

（2）以天然电热砭石太极球置于小腹反复摩动 5～10 分钟，如图 5—11 所示。

八、颈部酸胀的调理方法

1. 病因及表现

因睡眠或工作姿势不正确，或风邪所致，感到颈部酸胀，颈部肌肉有明显压痛点，肌张力增高。

2. 调理方法

（1）以一手拿颈部，自上而下，反复5～10分钟。

（2）以电动砭石振动器置于风池、肩井、天柱、风府穴进行振动，每穴反复3～5分钟，如图5—12所示。

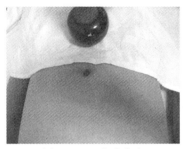
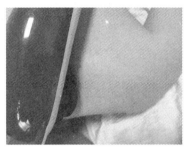

图5—11　摩动小腹　　　　图5—12　振动肩井穴

九、肩部酸沉的调理方法

1. 病因及表现

因风寒湿邪与慢性疲劳性损伤导致气血凝滞，肩部肌肉紧张，酸沉无力，肩功能正常。

2. 调理方法

（1）以双手掌揉肩部及上肢部，以热为度。

（2）以天然砭石电热刮痧板，刮肩井、天宗、风池、风门穴，每穴反复3～5分钟，如图5—13所示。

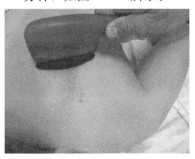

图5—13　刮风门穴

十、疲劳性腰痛的调理方法

1. *病因及表现*

腰骶部肌肉，筋膜等软组织慢性疲劳性损伤，腰骶部一侧或双侧酸胀痛，反复发作。

2. *调理方法*

（1）以双手掌按揉背腰部膀胱经，反复 5~10 分钟。

（2）受术者仰卧位在天然砭石电热振动床垫上，持续 20~30 分钟。

（3）以天然砭石足疗按摩器点按肾俞、腰俞穴及足部腰部反射区，每位置反复 3~5 分钟，如图 5—14a 所示。

（4）以天然砭石振动护腰带置于腰部 30 分钟，如图 5—14b 所示。

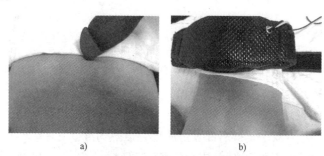

a)　　　　　　　　　　b)

图 5—14　疲劳性腰痛的调理方法

十一、腓肠肌酸痛的调理方法

1. *病因及表现*

由于运动量过大，导致腓肠肌痉挛、酸痛，无明显肿胀，小腿后部肌肉疼痛。

2. *调理方法*

（1）以双手拿小腿后侧，以透为度。

（2）以一手拇指点按委中、承山、阳陵泉、太溪、涌泉诸穴。

（3）以天然砭石电热振动护腰带置于膝，持续 30 分钟，如图 5—15 所示。

十二、视物不清的调理方法

1. 病因及表现

因肝肾不足，气血虚弱，一些老年人视力疲劳，视物不清楚，并伴有流泪等。

2. 调理方法

（1）以一手拇指点按四白、太阳、风池诸穴，每穴 3～5 分钟。

（2）以天然砭石加热振动器振肝俞、脾俞、肾俞诸穴，每穴 3～5 分钟，如图 5—16 所示。

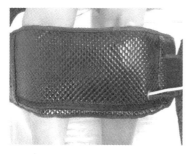 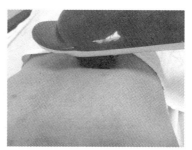

图 5—15　电动护膝　　　　图 5—16　振动肝俞穴

培训大纲建议

一、培训目标

通过短期培训，掌握保健拔罐的技法，可从事保健拔罐的工作，为亚健康人群提供保健服务。

1. 理论知识培训目标

（1）掌握保健拔罐常用腧穴知识

（2）了解人体不适症的表现

（3）熟悉保健拔罐的种类

2. 操作技能培训目标

（1）熟练掌握保健拔罐基本技法

（2）熟练掌握各种不适症的保健拔罐方法

（3）了解常用穴位的保健方法

（4）了解运用砭石调理常见病症的方法

二、培训课时安排

总课时数：56 课时

理论知识课时：24 课时

操作技能课时：32 课时

具体分配见下页表。

培训课时分配表

培训内容	理论知识课时	操作技能课时	总课时	培训建议
第一单元　岗位认知	2		2	重点：保健拔罐岗位职责、罐的种类、保健拔罐的禁忌证和注意事项 难点：践行保健拔罐的岗位职责 建议：结合实例讲解为佳，运用启发式和讨论式教学
第二单元　保健拔罐常用腧穴	8	4	12	重点：身体各部位常用腧穴的位置和作用 难点：腧穴的定位方法 建议：配合人体模型或挂图讲解，由教师指出穴位的正确位置，学员可两人一组练习取穴，互相评议
模块一　腧穴的定位方法	3	2	5	
模块二　身体各部位常用腧穴	5	2	7	
第三单元　保健拔罐基本操作	2	7	9	重点：保健拔罐的操作方法 难点：如何综合运用保健拔罐与按摩、刮痧、砭石等操作方法 建议：先由教师示范规范性操作，布置学员练习，教师逐个指导，或安排学员分组练习，两人一组，互相评议
模块一　保健拔罐的操作方法	1	4	5	
模块二　足罐操作	1	3	4	
第四单元　常见病的调理方法	8	13	21	重点：各种病症的调理方法 难点：正确取穴，熟练掌握各种病症的调理方法 建议：先由教师示范规范性操作，布置学员练习，教师逐个指导，或安排学员分组练习，两人一组，互相评议
模块一　内科常见病的调理方法	3	5	9	
模块二　妇科常见病的调理方法	2	3	5	
模块三　骨科常见病的调理方法	2	3	5	
模块四　五官科常见病的调理方法	1	2	3	

培训内容	理论知识课时	操作技能课时	总课时	培训建议
第五单元　综合调理方法	4	8	12	重点：运用砭石调理常见病症的方法 难点：正确取穴，熟练掌握运用砭石器材的操作方法 建议：先由教师示范规范性操作，布置学员练习，教师逐个指导，也可安排学员分组练习，互相评议
模块一　综述	1	2	3	
模块二　常用穴位的保健方法	1	2	3	
模块三　运用砭石调理常见病症的方法	2	4	6	
合计	24	32	56	